Sitzungsberichte
der Akademie der Wissenschaften
der DDR
Mathematik – Naturwissenschaften – Technik

18 N

1982

Neue Ergebnisse auf dem Gebiet der Gerichtlichen Medizin

Otto Prokop zum 60. Geburtstag

AKADEMIE-VERLAG · BERLIN

Sitzungsberichte
der Akademie der Wissenschaften
der DDR
Mathematik – Naturwissenschaften – Technik

Jahrgang 1982 · Nr. 18/N

Neue Ergebnisse auf dem Gebiet der Gerichtlichen Medizin

Otto Prokop zum 60. Geburtstag

AKADEMIE-VERLAG · BERLIN
1985

Sitzung der Klasse Medizin am 24. Sept. 1981
im Institut für Gerichtliche Medizin der
Humboldt-Universität zu Berlin anläßlich des
60. Geburtstages von Otto Prokop, Ordentliches
Mitglied der AdW der DDR

Herausgegeben im Auftrage
des Präsidenten der Akademie
der Wissenschaften der DDR
von Vizepräsident Prof. Dr. Heinrich Scheel

ISSN 0138-3965
Erschienen im Akademie-Verlag, DDR-1086 Berlin, Leipziger Str. 3–4

Lizenznummer: 202 · 100/67/84
Printed in the German Democratic Republic
Gesamtherstellung: VEB Druckhaus Köthen
LSV 2815
Bestellnummer: 763 177 4 (2010/82/18/N)
00500

Inhalt

Werner Köhler

Laudatio

Meine Damen und Herren!

Wie Sie der Einladung entnommen haben, findet die heutige Klassensitzung aus besonderem Anlaß in den Räumen des Instituts für Gerichtliche Medizin statt. Herr BAUMANN hat mich gebeten, ihn heute zu vertreten, da er zur bereits einmal verschobenen Kur in Bad Liebenstein weilt und ihm ein striktes Verbot der Kurunterbrechung auferlegt ist. Andernfalls hätte er es sich nicht nehmen lassen, die heutige Sitzung zu leiten. Er hat mich beauftragt, Ihnen verehrter Herr PROKOP, folgendes zu sagen:

> „Ich möchte Ihnen zu Ihrem Ehrentage alles erdenklich Gute wünschen, vor allem natürlich Gesundheit und viel Glück, aber auch Freude im Kreise Ihrer Familie. Es ist mir ein Bedürfnis, Ihnen für Ihre wertvolle Arbeit in der Klasse Medizin herzlich zu danken, die durch Ihre wissenschaftlichen Beiträge und Diskussionen stets eine große Bereicherung erfahren hat. Sie, lieber Herr PROKOP, haben entscheidend dazu beigetragen, daß, wie ich es in meinem Schlußwort vom 3. 9. 1981 sagte, die wissenschaftliche und menschliche Verbundenheit unserer Klassenmitglieder so groß geworden ist".

Ich darf wohl im Namen der Klasse sprechen und die besten Wünsche zu Ihrem bevorstehenden 60. Geburtstag aussprechen. Einem Volksglauben zufolge darf man nicht vor dem Geburtstag gratulieren, aber damit können wir Sie als den berufenen und engagierten Kämpfer gegen Aberglauben, Wundermedizin und Okkultismus sicher nicht schrecken. Damit wäre ich dann bereits am Beginn einer Laudatio angelangt, die ich eigentlich nicht halten sollte und wollte, denn bei Ihrer Vitalität, lieber Herr PROKOP, treten Sie mit Ihrem 60sten natürlich erst in das rüstige Mannesalter ein, und da ziemt es sich noch nicht, Rückschau zu halten. Deshalb ist in der Einladung auch als erster Tagesordnungspunkt nur geschrieben „Eröffnung und Begrüßung" und dem folgt das wissenschaftliche Programm. Damit darf ich auch ganz besonders die Vortragenden der heutigen Klassensitzung begrüßen, unser Auswärtiges Mitglied, Herrn Prof. SPEISER, den Vorstand des Instituts für Blutgruppenforschung in Wien und die langjährigen Mitarbeiter unseres Jubilars, die Herren Doz. Dr. GESERICK, Doz. Dr. RADAM, Dr. PATZELT und Dr. HENSSGE. — Es ist uns allen, sehr verehrter Herr SPEISER, eine Freude, Sie als Mitglied unserer Akademie in einer Sitzung der

Klasse Medizin begrüßen und persönlich kennenlernen zu können. Sie werden uns heute über eines Ihrer Spezialgebiete vortragen und das ist auch ein Feld, auf dem Sie sich mit Herrn PROKOP treffen, der Serologie von Blut- und Serumgruppen.

Nun komme ich also doch nicht umhin, einiges zum Werk OTTO PROKOPS' zu sagen, obwohl dies in der Klasse heißt *Γλαῦκα εἰσ' Ἀθήυασ*. In den rund 30 Jahren Ihres bisherigen publizistischen Wirkens sind an die 500 Arbeiten aus Ihrer Feder geflossen, darunter 12 Bücher, die meist in 2–4 Auflagen erschienen sind und wobei es russische, englische, japanische, italienische und spanische Übersetzungen gibt. Die Zahl der medizinisch-wissenschaftlich Tätigen, die ähnliches aufzuweisen haben, dürfte klein sein. Hierbei spielt aber, das muß wohl kaum betont werden, nicht die Quantität die entscheidende Rolle, sondern die Qualität.

Es gibt wohl kaum einen Blutgruppenarbeiter, auf dessen Laboratoriumstisch nicht das Standardwerk „Menschliche Blut- und Serumgruppen" liegt oder, abgekürzt, der PROKOP-UHLENBRUCK, daneben dann auch noch der PROKOP-GÖHLER. Im erstgenannten Werk sind in erster Linie die Bedürfnisse der Wissenschaft angesprochen, im zweiten die der Praxis. In Ihrem gesamten Schaffen gibt es ein wohlabgewogenes Maß zwischen praxisrelevanten Ergebnissen und wissenschaftlicher Grundlagenforschung.

Daneben steht der mit Verve vorgetragene Kampf gegen pseudowissenschaftliche Behandlungsmethoden, die bei uns erfreulicherweise kaum oder gar nicht zu beobachten sind, die uns aber erschrecken lassen, wenn man den Blick z.B. auf gewisse Gazetten lenkt und die hektische Begeisterung sieht, mit der Akupunktur, Erdstrahlenablenkungsgeräte, Zellulartherapie und ähnliches propagiert werden. Wir waren an der von Ihnen inaugurierten Stellungnahme zur Akupunktur beteiligt, die von seriösen Zeitschriften in der BRD nachgedruckt wurde und die dann noch einen kleinen Nachwirbel ewig Unbelehrbarer zur Folge hatte. Den vollen Grad der Borniertheit kann man eigentlich nur ermessen, wenn man in der Auseinandersetzung gezwungen ist, sich mit den Veröffentlichungen und Verlautbarungen der Wunderheiler vertraut zu machen. Mit Ihren Veröffentlichungen haben Sie, verehrter Herr PROKOP, den Kollegen in den Ländern, in denen es erforderlich ist, das Instrumentarium in die Hand gegeben, mit fundierten Argumenten zu diskutieren. In der Suche nach der Wahrheit haben Sie auch nicht gescheut – eigentlich eine Selbstverständlichkeit, aber bei weitem nicht immer befolgt – einem Fachkollegen schwerwiegende Fehler in der Begutachtung nachzuweisen und damit beigetragen, einem von der BRD-Justiz zu Unrecht zu lebenslanger Haft Verurteilten nach 14 Jahren zur Freiheit zu verhelfen.

Der Kampf gegen das Unrecht und Ihr Einsatz gegen den Unsinn in der Medizin haben Ihnen, das ist nur ganz natürlich, Gegner und sicher auch Feinde gebracht. Viel schwerer wirkt aber, daß Ihnen daraus auch Verehrer und Freunde erwachsen sind. Lassen Sie mich deshalb als einer der Freunde noch einige persönliche Worte sagen, wobei sich auch nicht vermeiden läßt, daß die uns beide so faszinierende Wissenschaft im Vordergrund stehen wird. Unser beider gemeinsame Arbeit, die nun über 15 Jahre geht, begann mit einer Klassensitzung am 20. Oktober 1966. Sie hatten im Jahr zuvor die Weinbergschnecken in Ihr Herz geschlossen, und das nicht wegen der

Graziosität ihrer Bewegungen oder der angeblichen Schmackhaftigkeit, sondern da Sie entdeckt hatten, daß in den Eiweißdrüsen ein streng spezifisch A-Erythrozyten agglutinierender Faktor vorhanden ist. Als bei der erwähnten Klassensitzung über die chemische Struktur von Streptokokkenzellwänden gesprochen wurde, haben Sie sogleich erkannt, daß das Schnecken-Hämagglutinin mit bestimmten Bakterien reagieren müsse. Das war dann auch der Fall und die Palette der spezifisch mit Zellwandkohlenhydraten reagierenden Substanzen ließ sich bald erweitern, wobei weitere Schneckenarten und Fische als Spender dienten. Es wurde, unter Berücksichtigung der wahrscheinlichen Funktion die Bezeichnung Protektine kreiert. International spricht man jetzt meist von Invertebraten-Hämagglutininen oder ordnet sie den Lektinen zu, aber die grundlegenden Untersuchungen stammen aus unseren Laboratorien. Zwei internationale Symposien sind inzwischen zu diesem Thema durchgeführt worden, eines unter dem Nobelpreisträger Edelmann von der National Academy of Science, ein zweites in Hawaii. Die ersten Ergebnisse haben sich also als Initiator für eine neue Forschungsrichtung erwiesen. Über die zweite Richtung, die ihrerseits schon wieder im Ausland Nacharbeiter gefunden hat, über die Haptoglobine, haben Sie selbst vor 2 Wochen berichtet. Wir sind ja beide der Ansicht, daß das Haptoglobinkapitel noch nicht ausgestanden ist, besonders, wenn man an den merkwürdigen, ungeklärten genetischen Zusammenhang zwischen Haptoglobintyp und der Fähigkeit zur Antikörperbildung gegen einige Antigene denkt.

Einer Ihrer Mitarbeiter hat mir, einmal in vertrauter Stunde – nicht despektierlich sondern eher bewundernd – gesagt: „Wenn Prof. Prokop im Labor war, dann sieht es hinterher aus, als ob ein Tornado hindurchgezogen wäre.“ Zu meinen schönsten Erinnerungen gehören die leider nur wenigen Tage, die es uns möglich war, in unserem Jenaer Laboratorium ein ähnliches Chaos anzurichten, den ganzen Tag gemeinsam am Labortisch sitzend, aus jedem Ergebnis ein neues Experiment abzuleiten und sofort durchzuführen. Das waren natürlich nicht immer Sternstunden, denn manche Versuche haben uns nicht das Ergebnis gebracht, das wir erwarteten und erwünschten, aber es waren Stunden gemeinsamer Arbeit, die das Gefühl tiefer Befriedigung hinterließen, am Erkenntnisprozeß unmittelbar teilnehmen zu können. In dem erfreulicherweise publizierten Briefwechsel mit Ihrem Freunde Uhlenbruck haben sie Hesiod zitiert: „Keinerlei Arbeit ist Schande – nur Nichtstun ist Schande.“ Sie, lieber Herr Prokop, haben nie in Schande gelebt.

Nun ist am Ende doch noch eine Art Laudatio für Otto Prokop entstanden, keine echte Laudatio, denn da fehlen die Daten der Stationen, die Analyse der Arbeitsergebnisse und die lange Liste der Ihnen zuteil gewordenen Ehrungen. Das ist aber in diesem Kreise nicht erforderlich.

Ich darf Sie, meine Damen und Herren, um Nachsicht für die ungebührlich lange Begrüßung bitten. Unser Vorsitzender hat zwar sicher die Gefahr bedacht, wenn er den Freund und Mitstreiter aufforderte, die einleitenden Worte zu sprechen und darauf vertraut, daß ich die Kunst des Weglassens beherrsche. Bei einer so vielseitigen Persönlichkeit wie Otto Prokop ist die Auswahl des Wegzulassenden schwer. Ihnen, lieber Herr Prokop, nochmals alle guten Wünsche.

Paul Speiser und V. Pausch

Antikörper gegen Gammaglobulingruppen

OTTO PROKOP [17] war einer der Ersten mit der Beobachtung, daß manche menschliche Blutsera eine dem tierischen Anti-Humanglobulinserum (Coombs-Serum) ähnliche Wirkung entfalten. Sie bewirken an mit inkompletten Rhesus-Antikörpern beladenen roten Blutkörperchen eine starke Agglutination. RUNE GRUBB [4–7] aus Lund in Schweden ging diesem Phänomen, das er insbesonders bei den Blutsera von Rheumatikern gehäuft fand, auf den Grund. Er konnte erstmals zeigen, daß in diesen Humansera Antikörper vorhanden sind, die gegen menschliches Gammaglobulin wirksam werden, jedoch ihre Agglutinationsfähigkeit einbüßen, wenn man ihnen Serum von bestimmten anderen Menschen zusetzt. Umfangreiche Orientierungsuntersuchungen brachten letzten Endes dann zu Tage, daß der Neutralisationsfähigkeit oberwähnter Humansera bestimmte differente Gammaglobulinstrukturen zugrunde liegen, die man ursprünglich mit Gm(*a*), Gm(*x*), Gm(*b*), Gm(*f*), usw. bezeichnete. Bald erkannte man weiters, daß diese Gammaglobulinstrukturen im Bereich der Immunglobulin-G-Fraktion (IgG) etabliert sind und individuelle Merkmale darstellen, die sich kombinant vererben. Die Technik der Gm-Bestimmung beruht auf der Landsteinerschen Antikörper-Ablenkungsreaktion. Als Indikatorsystem, das bei der Gm-Typisierung Verwendung findet, dienen Rhesus positive Humanerythrocyten, die mit inkomplette Rhesus-Antikörper haltigem Serum beladen werden. Dieses Rhesusserum muß von einem Menschen bestimmter Gm-Zugehörigkeit stammen, z.B. Gm(*a*) positiv sein. Bei der Aufladung bringt man somit Gm(*a*) geprägtes IgG an die Oberfläche der Indikatorzellen, die durch ein Testserum z.B. der Spezifität Anti Gm(*a*) agglutiniert (präzipitiert) werden. Will man die Zugehörigkeit eines Probanden zum Gm-System testen, so wird sein Serum dem Testserum Anti-Gm zugesetzt. Ist er Gm positiv, wird das Anti Gm-Serum neutralisiert und kann daher die Indikatorzellen nicht mehr agglutinieren. Das Ausbleiben der Agglutination, die negative Reaktion ist demnach der Hinweis auf die Gm Positivität des Probanden; im umgekehrten Fall ist der Proband Gm negativ.

Bei der Gm-Bestimmung ist es üblich, eine sogenannte Negativkontrolle (Leerkontrolle) mitzunehmen. Dabei wird das auf Gm-Zugehörigkeit zu prüfende Probandenserum in einem gesonderten Ansatz mit den Indikatorzellen gemischt. Die Agglutination bei diesem Leertest bleibt aus, wenn der Proband keine Anti Gm-Körper besitzt, was den Normalfall darstellt. Tritt jedoch Agglutination auf, ist die Leerkontrolle also positiv, so handelt es sich um Antikörper gegen Gammaglobulinstrukturen. Mit verschiedenen, spezifischen Indikatorzellen und mit Sera bekannter Gm-Typen wird die Gm-Spezifität des Probandenserums ermittelt. Auch manche Rheumatikersera verursachen positive Negativkontrollen, lassen sich jedoch durch Humansera nicht neutralisieren und agglutinieren sämtliche Indikatorzellen. Sie besitzen daher keine „Gm-spezifischen" Antikörper.

Die Gm-Typisierung wurde sehr bald in strittigen Abstammungsfragen verwendet [16, 18, 19, 20, 42] und diente auch anthropologisch-ethnologischen Fragestellungen [44, 45]. Aus diesem Grund kamen auch viele Säuglinge und Kleinkinder zur Untersuchung. Eine gewisse Häufung von positiven Leertesten im Kindesalter – durch Gm-Antikörper verursacht – war auffällig [21, 22]. Die auslösende Ursache hierfür war unbekannt, jedoch vermutete man zunächst einen Zusammenhang mit den im Kindesalter üblichen Impfungen mit Pocken- und Poliovaccine, BCG, usw. Einschlägige Untersuchungen [24] konnten die Hypothese einer Antigengemeinschaft zwischen Impfstoffen und Gm-Marker jedoch nicht bestätigen. Bei der karteimäßigen Registrierung fiel bald auf, daß fast alle Mütter der kindlichen Gm-Antikörperträger jenes Gm-Merkmal besaßen, gegen welches ihr Kind Antikörper gebildet hatte [21–23]. Systematische weitere Untersuchungen konnten diesen Zusammenhang in einem Umfang bestätigen, der zur Vermutung Anlaß gab, von einem obligatorischen Mechanismus sprechen zu dürfen. Dabei sind bei der dafür typischen Mutter-Kind-Konstellation (MKK), das Kind Gm negativ und seine Mutter Gm positiv. Allerdings konnten jedoch nicht bei allen typischen MKK kindliche Anti-Gm-Körper gefunden werden. Trotzdem war es naheliegend, an einen Immunisierungseffekt zu denken. Diese Vermutung bestätigte sich alsbald [10, 12, 15, 20–43, 46). Auch im Tierreich, und zwar bei Mäusen fand man analoge Mechanismen [8]. Einen weiteren Beweis für den Immunkörpercharakter dieser Antikörper liefern auch noch die durch Transfusion ausgelösten Anti-Gm [1, 2, 11, 13, 14].

Die Beobachtung FUDENBERGS [3], bei der vermerkt wird, daß die Mutter durch Übertritt kindlichen Blutes in ihre Zirkulation Gm-Antikörper gegen das Kind gebildet hat, ist so unikal, daß man verleitet ist, anzunehmen, es handle sich bei den mütterlichen Antikörpern doch eher um solche, die auf eine typische Mutter-Großmutter Gm-Konstellation zurückzuführen sind.

Die immunogenetische Wechselwirkung zwischen Mutter und Frucht setzt als kausale Genese die typische genetische Mutter-Kind-Konstellation Mutter positiv, Kind negativ, voraus und als formale Genese den Immunglobulintransfer von der Mutter zum Kind. Der haematogene Mutter-Kind-Konnex dient bekanntlich zur Übertragung der Leihimmunität und ist nicht nur beim Menschen, sondern auch im Tierreich, wie beispielsweise bei Kaninchen und Meerschweinchen anzutreffen [35]. Die menschliche Plazenta läßt selektiv mütterliche IgG Moleküle passieren. So gelangen große Mengen von Gm geprägtem mütterlichen IgG mit antigener Wirkung in den fetalen Kreislauf. Das mütterliche IgG wird mit einer Halbwertszeit von 30 bis 40 Tagen abgebaut und nach der Geburt allmählich durch kindeseigenes ersetzt. Dieser Abbau dauert etliche Monate und kann bei Differenz des Gm-Typs von Mutter und Kind quantitativ genau studiert werden [33]. Untersucht man zum richtigen Zeitpunkt das kindliche Blut, so findet man nach dem Abbau des mütterlichen IgG bei typischer Mutter-Kind-Kombination Anti-Gm-Körper.

Die gesamte immunogenetische Situation, die zu diesem Phänomen führt, verhält sich praktisch konträr zu jener, die einen Rhesusfaktor bedingten morbus haemolyticus neonatorum auslöst [33]. Während mütterliche Rhesus-Antikörperbildung zum bekannten Krankheitsbild des morbus haemolyticus neonatorum führt, scheint einstweilen die kindliche Anti-Gm-Bildung von rein akademischem Wert und offenbar nur dazu vorhanden zu sein, um die bei allen naturwissenschaftlichen Regeln bekannte „Ausnahme", hier zum Phänomen der Immuntoleranz, zu spielen [31, 43].

Die Nachweisbarkeit des kindlichen Anti-Gm ist altersabhängig. Bis zu einem Alter von etwa sechs Monaten sind kindliche Anti-Gm-Körper kaum zu beobachten. Nach dieser Zeit häufen sich die Anti-Gm-Träger und erreichen im Lebensalter von zwei bis vier Jahren die höchste Frequenz, die später, im Pubertäts- und Erwachsenenalter wieder abnimmt. Die Anti-Gm-Produktion wird offenbar nach einer gewissen Zeit eingestellt [38]. Diese Tatsache erschwert erklärlicherweise den Nachweis des obligatorischen Charakters der Anti-Gm-Bildung. Im Erwachsenenalter fiel jedoch eine Kumulierung von Anti-Gm-Trägern bei Rheumapatienten auf und auch, daß die Mütter dieser Patienten großteils Gm positiv waren [33]. Da also die Anti-Gm-Träger in beiden Kollektiven Gm positive Mütter hatten, war naheliegend, darüber Spekulationen anzustellen, ob ein Zusammenhang zwischen Anti-Gm und Rheumatismus vermutet werden darf. Unser Programm in diesem Zusammenhang ist, die kindlichen Anti-Gm-Träger bis ins höhere Lebensalter in serologischer Evidenz zu halten, um abzuklären, ob diese Antikörperträger häufiger an Rheumatismus erkranken als Kontrollgruppen. Obwohl seit der Erstbeschreibung des Gm-Anti-Gm-Mechanismus erst 18 Jahre vergangen sind, der Beobachtungszeitraum also als kurz zu bezeichnen ist, wollten wir eine Zwischenbilanz unserer einschlägigen Bemühungen bekanntgeben.

Vorerst noch einige Bemerkungen zur Vererbung von Gm. Die seinerzeitige genetische Konzeption, die Gene Gm^a, Gm^{ax}, Gm^b bzw. Gm^f seien Allele, blieb nicht unwidersprochen. Vor allem sogenannte „Mutter-Kind-Ausschlüsse" gaben Anlaß zur Revision der genannten Erbhypothese. Auch in unserem Untersuchungsgut sind solche Beobachtungen zu registrieren (Tab. 1). Ebenso konnte die anfänglich vertretene Ansicht, die Merkmale Gm(*f*) und Gm(*b*) seien ident, bald widerlegt werden, obwohl Gm(*b*) und Gm(*f*) fast immer assoziiert sind. Auch in unserem Untersuchungsgut (Tab. 2) sind 18 von 2195 (= 0,8 %) Phaenotypen Gm(*b*) – Gm(*f*) different. Die Genfrequenzen (Beispiel: Gm(*a*)) sind nach der Formel $Gm^a = 1 - \sqrt{Gm(a\ -)}$ errechnet. Eine Bestätigung der derzeit gültigen genetischen Konzeption gelang mit Hilfe immunochemischer Methoden. Es stellte sich heraus, daß sich die Gm-Marker in verschiedenen Immunglobulin G Subklassen finden und in bestimmten Fragmenten der schweren Ketten lokalisiert sind. Abb. 1 zeigt die chromosomale Anordnung der IgG Subklassen, und die wichtigsten, an verschiedenen Fragmenten von IgG1

Tabelle 1 Scheinbare Mutter-Kind Ausschlüsse im Gm System (N = 8) unter 2834 Mutter-Kind-Paaren

Prot. Nr.	Mutter	Kind	Vater
1,294.061	Gm(a+x+b+f+)	Gm(a+x−b−f−)	nicht untersucht
G11779	Gm(a+x−b+f−)	Gm(a−x−b+f+)	nicht untersucht
728.165	Gm(a+x−b+f−)	Gm(a−x−b+f+)	Gm(a−x−b+f+)
1,147.115	Gm(a+x−b+f−)	Gm(a−x−b+f+)	Gm(a−x−b+f+)
G10955	Gm(a−x−b+f+)	Gm(a+x−b+f−)	nicht untersucht
G11582	Gm(a−x−b+f+)	Gm(a+x−b+f−)	nicht untersucht
G8629	Gm(a+x−b−f−)	Gm(a−x−b+f+)	nicht untersucht
410.870	Gm(a−x−b+f+)	Gm(a+x−b−f−)	Gm(a+x−b+f+)

Tabelle 2 Gm Phaenotypen- und Genfrequenzen in Österreich (N = 2195)

	n	%	
Gm(a+x−f−;b−)	51	2,32	2,64
Gm(a+x−f−;b+)	7	0,32	
Gm(a+x+f−;b−)	78	3,55	3,96
Gm(a+x+f−;b+)	9	0,41	
Gm(a+x−f+;b+)	605	27,56	27,65
Gm(a+x−f+;b−)	2	0,09	
Gm(a+x+f+;b+)	234	10,66	10,66
Gm(a+x+f+;b−)	0	0	
Gm(a−x−f+;b+)	1209	55,09	
	2195	100,00	

Gm^a	18,09
Gm^x	7,60
Gm^f	74,31
Gm^b	75,59

und IgG3 lokalisierten Gm Marker und ihre Allele. Die von uns routinemäßig untersuchten Gm Faktoren sind fett gedruckt. Es liegt bei allen Populationen ein starkes Kopplungsungleichgewicht vor; bei Weißen sind die häufigsten Haplotypen *az;g/* und *axz;g/* sowie non *a*, *f*; *b/*.

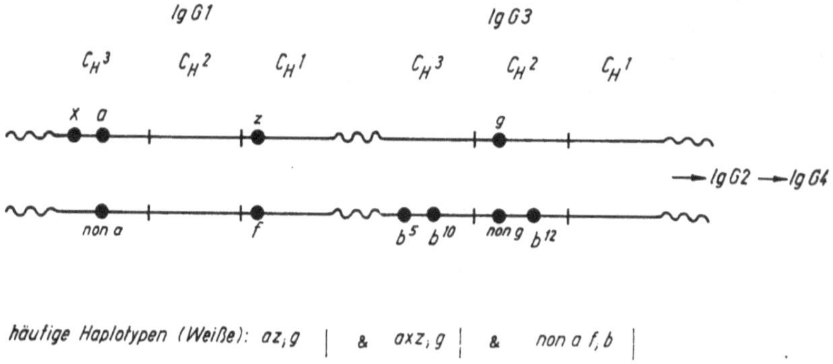

Abb. 1 Genetische Lokalisation der Gm MARKER (Chromosom 14?)

Die formal genetische Voraussetzung zur Gm-Antikörperbildung, Kind negativ – Mutter positiv (AKBCH = Antikörperbildungschance), läßt sich rechnerisch auf Grund der Gm-Frequenzen ermitteln. Die entsprechenden Formeln und Zahlen zeigt Tab. 3. Es liegt eine gute Übereinstimmung zwischen Beobachtungs- und Erwartungswerten vor. Aus den Berechnungen erwarten wir etwa 14 Anti Gm(*a*), 6 Anti Gm(*x*) und je 5 Anti Gm(*b*) bzw. Anti Gm(*f*), insgesamt also 30 Anti-Gm-Träger unter 100 Kindern. Die in einem Zeitraum von 20 Jahren beobachteten Kinder mit Anti-Gm sind in Tab. 4 nach Altersgruppen aufgeschlüsselt. Es geht daraus hervor, daß die Nachweisbarkeit von Anti-Gm altersabhängig ist. Aus diesem Grund konnten in unserem Untersuchungsgut die erwarteten 30% nicht erreicht werden. Die höchste Anzahl von Anti Gm(*a*), Anti Gm(*x*) und Anti Gm(*b*) sind in der Altersgruppe zwischen zwei und vier Jahren, von Anti Gm(*f*) zwischen ein und zwei Jahren beobachtet worden. Die differenten Gesamtuntersuchungszahlen in den vier Spalten von Tab. 4 erklären sich daraus, daß zu Beginn der Untersuchungen an unserm Institut nur das Merkmal Gm(*a*) ausgewertet wurde, erst etwas später die anderen drei Gm-Merkmale.

Neben der Altersabhängigkeit käme für das Manko an Anti-Gm-Beobachtungen auch noch die Methodik des Antikörpernachweises ursächlich in Frage. Besonders empfindliche Techniken [9] sind aus Gründen der Quantität des zur Verfügung stehenden Blutes für Routineuntersuchungen nicht geeignet und konnten nicht angewendet

Tabelle 3 Erwartungs- und Beobachtungswerte typischer Mutter-Kind-Paare (Gesamtmaterial N = 1737)

AKBCH (Kind gegen Mutter) Für GM	Formel	Erwartet	Beobachtet	E N	B N	$\varkappa^2$ (1 FG.) P
a	$[1-(a+ax)]^2(a+ax)$	0,1419	0,1393	246	242	0,0650 0,80
χ	$(1-ax)^2 \cdot ax$	0,0649	0,0622	113	108	0,2212 0,64
f	$(1-f)^2f$	0,0490	0,0461	85	80	0,2941 0,59
b	$(1-b)^2b$	0,0450	0,0403	78	70	0,8205 0,37

Erläuterung zur verwendeten Nomenklatur: $[1-(a+ax)]^2(a+ax) = Gm(a-)$. $(Gm^a + Gm^{ax})$

Genfrequenzen:

Gm^a 0,1809
Gm^{ax} 0,0760
Gm^f 0,7431
Gm^b 0,7559

Tabelle 4 Gm-Antikörperfrequenz bei allen Mutter-Kind-Paaren in den verschiedenen Lebensaltern (Wien 1961–1981)

Alter in Jahren	Gm^a unter sucht N	AK-Träger N	%	Gm^x unter-sucht N	AK-Träger N	%	Gm^f unter-sucht N	AK-Träger N	%	Gm^b unter-sucht N	AK-Träger N	%
0–1/2	627	2	0,32	560	0		482	1	0,21	496	0	
1/2–1	685	29	4,32	629	4	0,64	555	6	1,08	567	2	0,35
1–2	492	43	8,74	453	1	0,22	396	7	1,78	406	3	0,74
2–4	271	25	9,23	255	3	1,18	228	1	0,44	233	2	0,86
4–16	866	35	4,04	838	3	0,36	796	2	0,25	808	1	0,12
>16	348	11	3,16	346	2	058	340	0		342	0	
Σ	3289	145	4,41	3081	13	0,42	2797	17	0,61	2852	8	0,28

Abb. 2 stellt die Werte aus Tab. 4 graphisch dar.

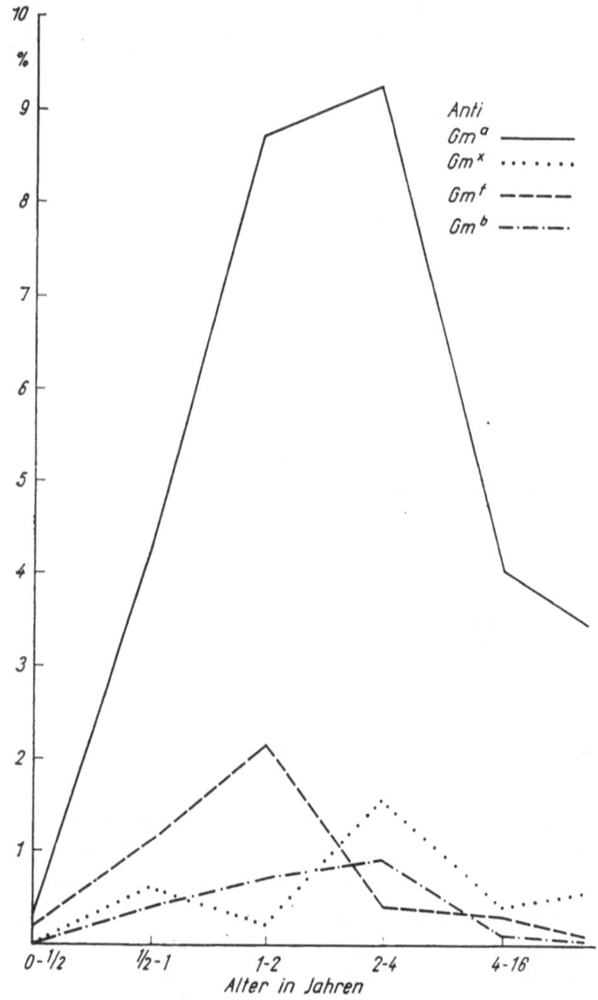

Abb. 2 Beobachtetes kindliches Anti-Gm (%) im Untersuchungsgut (Wien 1961–1981)

werden; auch ist unsere, routinemäßig verwendete Antikörpernachweismethode nicht als standardisierte Technik anzusehen. Sowohl die zur Beladung verwendeten Erythrozyten, als auch die Rhesussera stammten im Untersuchungszeitraum von 20 Jahren naturgemäß von verschiedenen Personen. In Tab. 5 und Abb. 3 sind Erwartungs- und Beobachtungswerte bezogen auf Gm negative Kinder angeführt. Die Diskrepanz zwischen der Gm AKBCH und Beobachtungswerten von Antikörpern

Tabelle 5 Statistische Überprüfung des Postulats obligatorischer Anti-Gm-Bildung (Kind gegen Mutter) (Wien 1961–1981)

	Altersstufen in Jahren	Anti Gm bei Gm negativen Kindern +	−	Σ	AK beobachtet %	Erwartungswert AKBCH unter (Gm−) Kindern %	Erwartungswert erreicht %	nicht erreicht %
	0–1/2	2	294	296				
	1/2–1	29	349	378				
	1–2	43	217	260				
Anti Gm^a	2–4	25	120	145	17,24	25,78	66,87	33,13
Anti Gm^{a+x}	4–16	35	410	445				
	> 16	11	175	186				
	Σ	145	1565	1710	8,42		32,66	67,34
	0–1/2	0	478	478				
	1/2–1	4	558	562				
	1–2	1	403	404				
Anti Gm^x	2–4	3	227	230	1,30	7,60	17,10	82,90
	4–16	3	693	696				
	>16	2	296	298				
	Σ	13	2655	2668	0,49		6,45	93,55
	0–1/2	1	24	25				
	1/2–1	6	23	29				
	1–2	7	21	28	25,00	74,31	33,64	66,36
Anti Gm^f	2–4	1	10	11				
	4–16	2	54	56				
	>16	0	20	20				
	Σ	17	152	169	10,06		13,54	86,46
	0–1/2	0	25	25				
	1/2–1	2	27	29				
	1–2	3	23	26				
Anti Gm^b	2–4	2	7	9	22,22	75,59	29,39	70,61
	4–16	1	53	54				
	>16	0	12	12				
	Σ	8	147	155	5,16		6,83	93,17

ist, wie erwähnt, in den verschiedenen Altersstufen unterschiedlich, die Erwartungswerte werden in keiner erreicht. Im „optimalen“ Nachweisalter beträgt der Beobachtungswert von Anti Gm(*a*) nur zwei Drittel des Erwartungswertes, der von Gm(*b*)

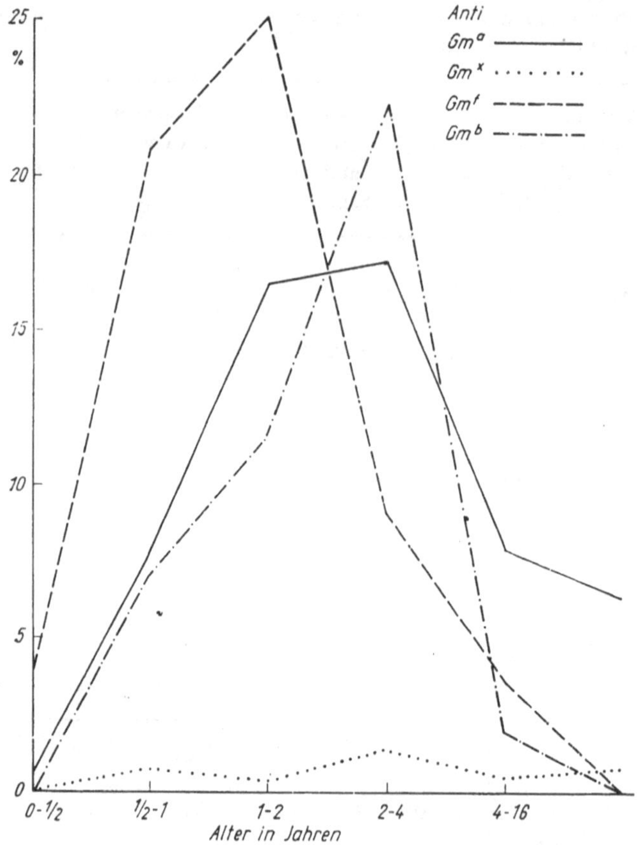

Abb. 3 Beobachtetes kindliches Anti-Gm (%) unter dem Gm negativen Kindern (Wien 1961–1981)

und Gm(*f*) nur etwa ein Drittel und der Beobachtungswert von Anti Gm(*x*) nur ein Sechstel des Erwartungswertes (siehe Abb. 4). Diese Differenzen könnten auch durch eine unterschiedliche antigene Stärke der Merkmale Gm(*a*), (*x*), (*b*), (*f*) bedingt sein. Der Beweis hierfür steht allerdings noch aus.

Wir haben seinerzeit [38] schon auf die sehr unterschiedliche Persistenz der Anti-Gm-Produktion hingewiesen und nunmehr in unserem erweiterten Untersuchungsgut nochmals diese Frage aufgeworfen. Es wäre auch denkbar, daß das als obligat postulierte Gm-Anti-Gm-Phänomen deshalb nicht in seinem vollen Umfang nachweisbar ist, weil die Antikörper-Produktion gegen die einzelnen Gm Antigene zu verschiedenen Zeitpunkten eingestellt wird. Unser Beobachtungsgut eignet sich zwar zur Analyse dieser Fragestellung nicht ideal, da nur ein Teil der Fälle mehrmaligen Untersuchungen

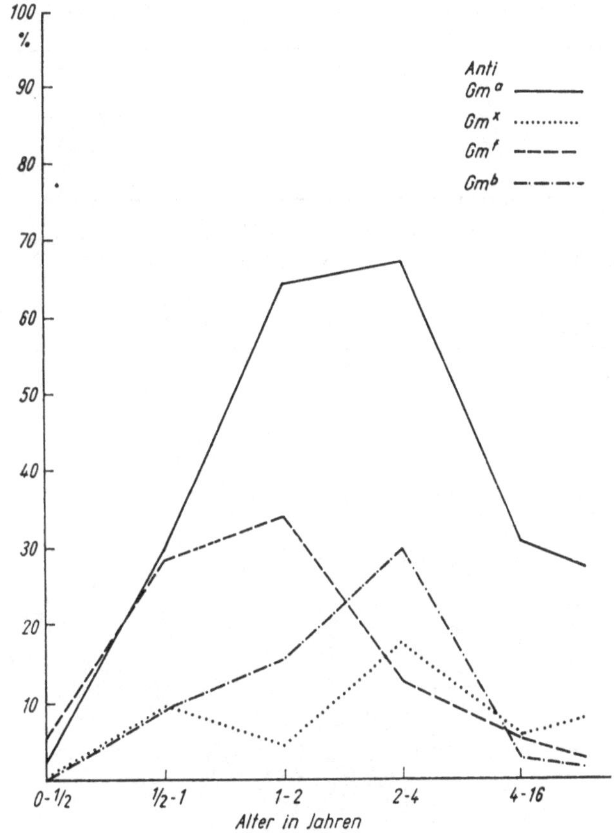

Abb. 4 Beobachtete kindliche Anti-Gm-Frequenzen innerhalb der Erwartungswerte (= 100%)

in bestimmten zeitlichen Abständen unterzogen werden konnte (siehe Tab. 6) und weiteres noch, da bei den mindestens zweimal Untersuchten der zeitliche Abstand zwischen den einzelnen Auswertungen sehr variierte. Eine Analyse dieses Untersuchungsgutes findet sich in Abb. 5. Wie ersichtlich, war das Anti-Gm bei 124 Antikörperträgern bei der Zweituntersuchung nach zwei Monaten noch nachweisbar, bei 114 nach vier Monaten usw und bei immerhin 4 Antikörperträgern noch nach 16–18 Jahren. Der starke Frequenzabfall der untersuchten Personen in den einzelnen Zeiträumen erklärt sich aus den Fällen, die bei einer neuerlichen Untersuchung kein Anti-Gm mehr zeigten und jenen, bei denen eine weitere Untersuchung aus verschiedenen Gründen noch aussteht.

Belastet wird die Gm-Anti-Gm-Hypothese – wie sollte es anders sein – von Ausnahmen. Bei solchen haben Kinder mit Anti-Gm Gm negative Mütter und

Tabelle 6 Persistenz aller mehrmals untersuchten Anti-Gm (α, ϰ, *f*, *b*) bei Gesunden

AK bei Zweituntersuchung	*a* B	*a* E	*a* χ^2	*x* B	*x* E	*x* χ^2	*f* B	*f* E	*f* χ^2	*b* B	*b* E	*b* χ^2	Σ
Vorhanden	72	66	0,5455	9	9	0,0	3	8	3,125	3	4	0,25	87
nicht mehr vorhanden	59	65	0,5538	10	10	0,0	13	8	3,125	5	4	0,25	87
Σ	131			19			16			8			174

$\Sigma\chi^2 = 7{,}8493$ 3FG. $0{,}02 < P < 0{,}05$!

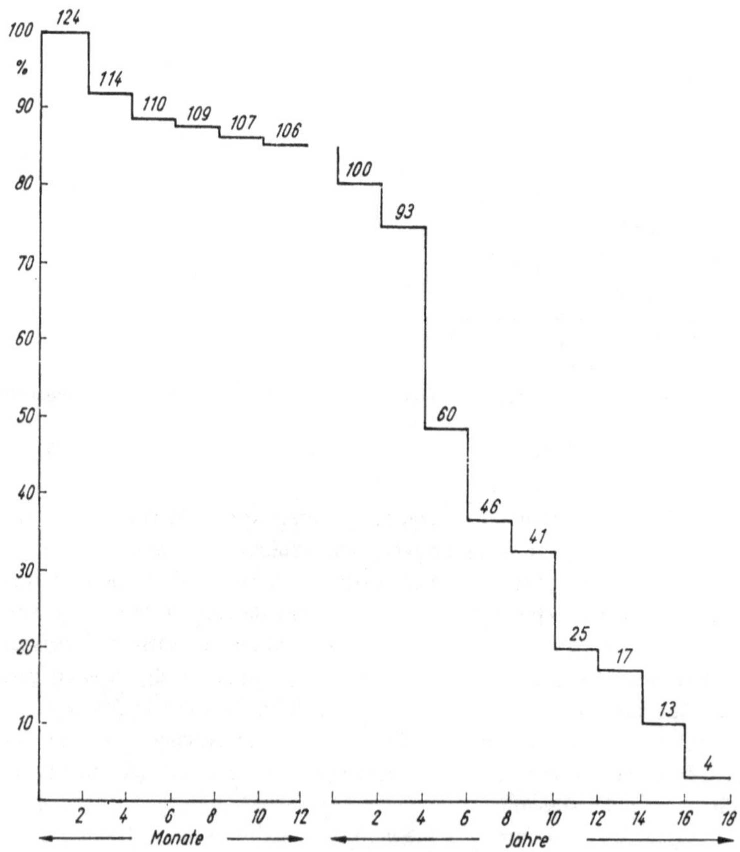

Abb. 5 Beobachtungszeitraum von Gm-Antikörpern (*a*, *x*, *f*, *b*) (Ausgangszahl n = 124)

scheiden diese daher als auslösende Ursache der Antikörperbildung aus. Tab. 7 zeigt, daß 217 Gm negative Kinder mit Anti-Gm 192 Gm positive, 25 „Ausnahmefälle" hingegen Gm negative Mütter haben. Von letzteren scheiden 10 aus, da diese Kinder Bluttransfusionen oder Gammaglobulininjektionen erhalten hatten. Die restlichen 15 Fälle konnten trotz intensiver Recherchen nicht abgeklärt werden, da wir entweder die Mütter nicht erreichen konnten oder ihnen über Transfusionen oder Gammaglobulininjektionen nichts bekannt war. Spezifität und Altersverteilung sind in Tab. 8 aufgeschlüsselt. Eine Altersabhängigkeit bei den „Ausnahmefällen" ist nicht zu beobachten: Altersstufen 0–4 und 4– > 16 Jahre bei positiver und fraglich negativer Transfusionsanamnese (5:6/5:9; $\chi^2 = 0{,}2432$; $0{,}50 < p < 0{,}70$). „Ausnahmen" konnten bei den Anti-Gm(*b*)-und Anti-Gm(*f*)-Trägern (siehe Tab. 7) nicht registriert werden.

Tabelle 7 Gm-Antikörper bei typischen und nicht typischen Mutter-Kind-Paaren (Wien 1961–1981)

	Beobachtete Gm-Antikörper							
	Bei typischer MKK		Bei nicht typischer MKK				Σ	
Anti Gm	N	%	mit Transfusion		ohne (?)		N	%
			N	%	N	%		
$a+(a+x)$	153	89,0	8	4,6	11	6,4	172	100
x	14	70,0	2	10,0	4	20,0	20	100
f	17	100,0	0		0		17	100
b	8	100,0	0		0		8	100
Σ	192	88,5	10	4,6	15	6,9	217	100

Die bekannte Tatsache des gegenüber Gesunden gehäuften Vorkommens von Anti-Gm-Trägern bei Rheumakranken konnte, wie aus Tab. 9 hervorgeht, in unserem Untersuchungsgut von 4248 Personen neuerlich bestätigt werden. Eine Erklärung hierfür steht aus. Spekulativ wäre allerdings denkbar, daß bei Rheumatikern die Anti-Gm-Produktion über das Kleinkindalter hinaus, mehrere Jahrzehnte anhielte. Selbst wenn diese Hypothese richtig wäre, ist ein kausaler Zusammenhang zwischen Anti-Gm und Rheumatikern nicht zu erkennen. Zu vermerken ist noch, daß offenbar die Anti-Gm-Produktion auch im Erwachsenenalter Schwankungen unterworfen ist; diese ist sowohl bei Gesunden als auch bei Rheumatikern zu beobachten. Sie unterscheidet sich bei den beiden Kollektiven nicht signifikant (Tab. 10). Die Anzahl der Beobachtungen ist allerdings sehr gering und man müßte dieser Fragestellung in einer größeren Untersuchungsserie mehr Bedeutung schenken.

Tabelle 8 Anti-Gm-Bildung bei von Gm negativen Müttern stammenden Gm negativen Kindern (Ausnahmen zum SS-Phaenomen)

Mutter Gm(*a*, *x*)	Kind Gm(*a*, *x*)	Anti Gm	erstmals beobachtet Alter in Jahren	Bl. Transfus. bzw. Gammaglob. erhalten	nicht (?) erhalten	Σ
– –	– –	a	0–1/2		1	1
			1/2–1	1	2	3
			1–2	2	2	4
			2–4	2	1	3
			4–16	1	3	4
			>16	2	2	4
– –	– –	×	>16	1	2	3
– –	+ –	×	4–16	1		1
+ –	+ –	×	4–16		1	1
			>16		1	1
Σ				10	15	25

Tabelle 9 Häufigkeit von Gm-Antikörpern (*a*, *x*, *f*, *b*) bei Erwachsenen Gesunden und Rheumatikern (Wien 1961–1981)

	nachweisbar N	%	nicht nachweisbar N	%	
Gesunde	30	1,26	2348	98,74	2378
Rheumatiker	41	2,19	1829	97,81	1870
Σ	71	1,67	4177	98,33	4248

$\Sigma\chi^2 = 5{,}827$ 1 FG $0{,}01 < p < 0{,}02$!

Tabelle 10 Persistenzvergleich von Anti Gm (*a*, *x*, *b*, *f*) bei mehrmals untersuchten Rheumatikern und Gesunden

AK bei Zweituntersuchung	Rheumatiker B	E	χ^2	Gesunde B	E	χ^2	Σ
vorhanden	9	7	0,5714	87	89	0,0449	96
nicht mehr vorhanden	5	7	0,5714	87	85	0,0471	92
Σ	14			174			188

$\Sigma\chi^2$ 1,2348 1 FG $0{,}2 < p < 0{,}3$

Es war auch naheliegend, das zur Untersuchung gelangende Kollektiv von gesunden Anti-Gm-Trägern aller Altersstufen mit serologischen Rheumatesten auszuwerten. Als Rheumateste wurden verwendet: Latex RA Test und Polyartest (Haemagglutinationstest nach dem Prinzip des Waaler-Rose-Testes). Das Resultat dabei war entmutigend, da bei keinem der untersuchten Menschen ein positiver Rheumatest zu registrieren war.

Eine weitere spekulative Überlegung der Ursache der Kumulierung von Anti-Gm-Trägern im Formenkreis des Rheumatismus wäre vorstellbar, wenn man in der molekularen Struktur der Gm-Antigene und jener Noxen, die zum Rheumatismus führen, Antigengemeinschaften fände. Damit wäre die formale Genese der Anti-Gm-Bildung bei den Rheumatikern zwar verständlich, weiterhin nicht jedoch der kausale Zusammenhang. Man müßte hier an einen Boostereffekt-ähnlichen Mechanismus denken. Entsprechende experimentelle Klärungsversuche in dieser Hinsicht wären notwendig.

Zusammenfassend ist festzustellen, daß das Gm-Anti-Gm-Phänomen, wie es vor 18 Jahren erstmals beschrieben wurde, an einem größeren Material weiter bestätigt werden konnte, daß aber ein vermuteter Zusammenhang zwischen Anti-Gm-Produktion und Rheumatismus bisher nicht unter Beweis zu stellen ist.

Es wäre der Sache dienlich und außerdem sehr wünschenswert, wenn die hier aufgeworfenen Fragen Anreiz zu exakteren und umfangreicheren Studien dieses Problems auch durch andere Stellen, gäben.

Für die technische Assistenz danken wir Frau Marita Weirather, Frau Jutta Göbel, Frau Elisabeth Dub und Frau Gertrud Würger.

Vorliegende Untersuchungen wurden vom Fonds zur Förderung der wissenschaftlichen Forschung unterstützt (Projekt Nr. 433).

Literatur

[1] Auerswald, W., Bodis-Wollner, I., Kiesewetter, E., Mickerts, D. and Speiser, P.: Zur Frage der Antikörperbildung Erwachsener gegen Gm nach wiederholter parentaler Zufuhr von homologem Gammaglobulin. Wien. med. Wschr. **117**, 1006–8. 1967.

[2] Fischer, K.: Immunhämatologische und klinische Befunde bei einem Transfusionszwischenfall infolge Gm(a–)-Antikörperbildung. Proc. 10. Cong. Int. Soc. Blood Transf. Stockholm, 434–440, Basel: Karger 1965.

[3] Fudenberg, H. H., Fudenberg, B. R.: Antibody to Hereditary Human Gamma-Globulin (Gm) factor Resulting from Maternal-fetal Incompatibility. Science **145**, 3628, 170–171, 1964.

[4] Grubb, R.: Agglutination of erythrocytes coated with „incomplete" anti-Rh by certain rheumatoid arthritic sera and some other sera. The existence of human serum groups. Acta path. microbiol. scand. **39**, 195–197, 1956.

[5] Grubb, R., Laurell, A. B.: Hereditary serological human serum groups. Acta path. microbiol. scand. **39**, 390–398, 1956.

[6] GRUBB, R., SAMUELSOHN, G. (Hrsg.): Human Anti-Human Gammaglobulins. Their Specificity and Function. Proc. Int. Symp. Lund 1969, Pergamon Press, Oxford (Wenner-Green Center International Symposiums Series Vol. 17).

[7] GRUBB, R.: The Genetic Markers of Human Immunoglobulins. Springer Berlin 1970.

[8] HERZENBERG, L. A.: Diskussionsbemerkung zu P. Speiser et al. The transient Nature of Anti-Gm in Grubb R. and Samuelsohn G. (Hrsg.) Human Anti-Human Gammaglobulins. S 160, Pergamon Press, Oxford 1969 (Wenner-Green Center, International Symposium Series, Vol. 17).

[9] HUMMEL, K.: Das Vorkommen von Gm und Inv-Antikörpern. Vortrag bei der Tagung der Arbeitsgemeinschaft Deutscher Blutgruppensachverständiger in Würzburg, 7. 4. 1967.

[10] JAROSCH, K.: Die Entdeckung des „Steinberg-Speiser-Phänomens“ und seine Geschichte. Das Deutsche Gesundheitswesen **19**, 835–838, 1964.

[11] KOLTAY, M., ILLYES, M., MICKERTS, D., PAUSCH, V. and SPEISER, P.: Gammaglobulin-allotypek es -iso antitestek vizsgalata gamma-globulin-kezeles prophylaxis kaposan. Gyermekgyogyeszat **19**, 500–504, 1968.

[12] LEOPOLD, D., HUNGER, H. and KÄNDLER, H.: Die Ausbildung der Gm-Eigenschaft und das Auftreten von Gm-Antikörpern bei Kindern. Wiss. Z. Karl-Marx-Univ., Leipzig **15**, 557–559, 1966.

[13] VAN LOGHEM, E.: Durch Plasmaproteine verursachte Transfusionszwischenfälle. Wien, Klin. Wschr. **21**, 759–761, 1980.

[14] VAN LOGHEM, E.: Immunglobulin Allotypes and Disease. Transfusion reactions caused by antibodies to immunglobulins. In Annual Report: 1980 of the Dr. Karl Landsteiner Foundation, Amsterdam 1981.

[15] LUCZKIEWICS-MULCYKOWA, A.: Anti-Gm antibodies produced in the fetus presumably as a result of immunization with maternal Gm antigen. Arch. Immunol. Ther. Exp. **15**, 671–675, 1967.

[16] MAYR, W. R., MICKERTS, D.: Der menschliche Gammaglobulinpolymorphismus. Acta biol. med. germ. **25**, 473–482, 1970.

[17] PROKOP, O.: Habil. Schrift, Bonn 1953.

[18] PROKOP, O., BUNDSCHUH, G.: Die Technik und die Bedeutung der Haptoglobine und Gm-Gruppen in Klinik und Gerichtsmedizin. Berlin, Walter de Gruyter & Co, 1963.

[19] ROPARTZ, C., LENOIR, J. and RIVAT, L.: A new Inheritable Property of Human Sera: the Inv Factor. Nature **189**, Nr. 4764, 586, 1961.

[20] SPEISER, P., MICKERTS, D.: Das erbliche Serummerkmalsystem Gm. Theorie, Methodik, Auswahl der Reagenzien, Frequenz von Gm(a+) bei Erwachsenen, Kindern und Fällen von Hypogammaglobulinämien. Wien. Z. inn. Med. **6**, 261–272, 1962.

[21] SPEISER, P.: Über Antikörperbildung von Säuglingen und Kleinkindern gegen mütterliches γ_2-Globulin. Ein bisher unbekanntes, dem Erythroblastosemechanismus konträres Phänomen mit anscheinend immunogenetisch obligatem Charakter. Wien. med. Wschr. **113**, 966–971, 1963.

[22] SPEISER, P.: Diskussionsbemerkung zu F. Gabl-E. Huber: Genetische Bluteiweißveränderungen. Eine Erklärungsmöglichkeit der Entstehung von Anti-Gm bei Kleinkindern. Wien, klin. Wschr. **75**, 572, 1963.

[23] SPEISER, P.: Ätiologische Erklärungsmöglichkeit von Antikörpern gegen γ_2-Globuline (anti-Gm) im Serum von Kleinkindern. Wien. klin. Wschr. **75**, 902–903, 1963 und Wien, med. Wschr. **113**, 954, 1963.

[24] SPEISER, P., MICKERTS, D.: Beobachtungen über sehr gehäuftes Auftreten von Anti-Gm^a und Anti-Gm^x bei bis zu zwei Jahre alten Kindern, nebst Untersuchungen über den angeblichen kausalen Zusammenhang dieser Antikörper mit der Pockenvaccination, sowie anderen Impfungen. Blut 10, 425–431, 1964.

[25] SPEISER, P.: Antikörperbildung des Kindes gegen die Mutter. (Autoreferat) Österr. Hochschulztg., 16. 3. 1964.

[26] SPEISER, P.: Diskussion zu G. F. Springer: Probleme keimfreien Lebens. 15. Mosbacher Kolloquium d. Ges. f. Physiolog. Chemmie, 22.–25. 4. 1964.

[27] SPEISER, P.: Antikörperbildung von Kindern gegen die Gm-Gruppe ihrer Mütter. (Weitere Beobachtungen). Abstr. 10th Congr. Internat. Soc. Blood Transf., P 5 B: 11, 1964.

[28] SPEISER, P.: Neue Gesichtspunkte immuno-genetischer Wechselwirkung zwischen Mutter und Kind. Wien. klin. Wschr. **76**, 707–708, 1964.

[29] SPEISER, P.: Antikörperbildung von Kindern gegen die Gm-Gruppe ihrer Mütter. (Weitere Beobachtungen). Proc. 10th Congr. Internat. Soc. Blood Transfus. 427–433, 1964.

[30] SPEISER, P.: Immunologische und genetische Wechselwirkung zwischen Mutter und Frucht. Wien. klin. Wschr. **77**, 978–979, 1965.

[31] SPEISER, P.: Intrauterine Transfer of Gammaglobulins in Man without Ensuing Immune Tolerance. Internat. Arch. Allergy **27**, 378–379, 1965.

[32] SPEISER, P., MICKERTS, D.: Zum obligaten Mechanismus der Antikörperbildung des Kindes gegen erbgeprägtes mütterliches γ-Globulin. Wien. klin. Wschr. **78**, 807–810, 1966.

[33] SPEISER, P.: New Aspects of Immunogenetic Relations Between Child and Mother. Part I: Children Antibodies Against Their Mother-s Antigen. Part II: An Easy Way to Find Maternal Isoagglutinins α and β on Their Babies Cells (A Modified Direct Coombs Technique). Ann. Paediat. **207**, 20–35, 81–98, 1966.

[34] SPEISER, P., MICKERTS, D.: Ist die kindliche Immunkörperbildung gegen mütterliches Gammaglobulin ein obligater Mechanismus? Festschrift z. 60. Geburtstag v. Prof. Dr. H. Elbel, Forschungsergebn. d. ger. Medizin, Verlag Max Schmidt-Römhild Lübeck, 81–105, 1967.

[35] SPEISER, P.: Referat zu dem Artikel F. W. R. Brambell „Die Übertragung der Immunität von Mutter zu Kind und der Abbau der Immunglobuline" (The Lancet II, No. 7473, 1087–1093, 1966). Pädiatrie und Pädologie **3**, 93, 392, 1967.

[36] SPEISER, P., MICKERTS, D., MAYR, W. R.: Antibodies against maternal gammaglobulingroups. Abstracts of Communications. XI. Internat. Congr. of Microbiolical Standardization Milano, pag. **36**, 1968.

[37] SPEISER, P.: Der Aufgabenbereich der Blutgruppenserologie. Wien. klin. Wschr. **80**, 905–914, 1968.

[38] SPEISER, P., MICKERTS, D., PAUSCH, V., MAYR, W. R.: The transient nature of anti-Gm. In: Human-Anti-Human Gammaglobulins, edited by R. Grubb and G. Samuelsson. Pergamon Press – Oxford & New York 151–160, 1971.

[39] SPEISER, P.: Antibodies against maternal gamma globulins. Abstracta, XIIIth European Conference on Animal Blood Groups and Biochemical Polymorphism (Vienna/Austria, June 26th to July 1st, 1972).

[40] SPEISER, P.: Antibodies against maternal γ-globulins. Anim. Blood Grps. biochem. Genet. **3**, 189–199, 1972.

[41] Speiser, P.: New aspects of Immunogenetic Relations between child and mother Förderung der med. Wissenschaft, 10 Jahre Hoechststiftung in Österreich.

[42] Speiser, P.: Die Bedeutung einiger Erbmerkmalsysteme menschlichen Blutes für Theorie und Praxis. Blutgruppenkunde, Die Med. Verlags-Ges., Marburg, S. 1–43, 1973.

[43] Steinberg, A. G. and Wilson, J. A.: Hereditary globulin factors and immune tolerance in man. Science **140**, 303–304, 1963.

[44] Steinberg, A. G. and Cook, E. C.: The Distribution of the Human Immunoglobulin Allotypes. Oxford University Press, 1981.

[45] Tills, D.: (Hrsg.) Gm- and Km- Polymorphism in Man. Biot. Bull. **4**, 1978; Biotest Serum Inst. Frankfurt.

[46] Wiebecke, D. and Blennemann, H.: Über Vorkommen und Entstehung spezifischer Antigammaglobuline bei Kindern verschiedener Altersstufen. Untersuchungen zum Steinberg-Speiser-Phänomen. Wien. med. Wschr. **118**, 859–863, 1968.

Gunther Geserick

Neue Schädelbefunde beim Contrecoup-Mechanismus

Die Kenntnis des Gegenstoßmechanismus (Contrecoup) beim stumpfen Schädeltrauma spielt in der Gerichtlichen Medizin wie in der Traumatologie eine wichtige Rolle. Sie ermöglicht das Verständnis der Entstehungsvorgänge von Verletzungen und dadurch mitunter auch die forensische Interpretation von Tat- bzw. Unfallabläufen.

Die nachstehend aufgeführten Fallbeispiele zeigen neue Schädelbefunde, über die kürzlich bei Sektionsfällen mit Contrecoup-Mechanismus berichtet wurde [1,2]. Es handelt sich um unterblutete Frakturen innerhalb der Orbita sowie im Dach der Felsenbeinpyramide. Diese Zeichen waren nur in Fällen festzustellen, bei denen ein Aufschlag des bewegten Schädels mit dem hinteren Kopfbereich erfolgt bzw. anzunehmen war. Die Daten wurden fortlaufend durch neue Fälle ergänzt [3] und durch experimentelle Studien erweitert [4].

Tabelle 1 gibt eine Übersicht über die aktuellen Daten. Wesentliche neue Gesichtspunkte zur Interpretation der Befunde [1,2] ergeben sich hieraus nicht. Es ist anzunehmen, daß beim Sturz auf hintere Schädelregionen (Typ 1 der Gewalteinwirkung nach Spatz) bisher nicht beachtete Contrecoup-Zeichen innerhalb der Orbita entstehen. Die Frakturen und Unterblutungen der Orbita liegen im Bereich der dünnsten Knochenstellen, und zwar der medialen und basalen Orbitawand. Sie sind ganz überwiegend mit Gegenstoß-Kontusionsherden vorderer Hirnteile sowie Berstungsbrüchen von Schädeldach oder -basis kombiniert. Die intraorbitalen Befunde möchten wir ähnlich erklären wie die Impressionsbrüche der Orbitadächer („Entlastungsbrüche" nach Prokop [9]). Diese sind als indirekte Frakturen beim stumpfen Schädeltrauma lange bekannt (Hewett 1858, zit. nach [5]), und wurden schon 1902 von Tilman (zit. nach [6]) durch negativen Druck im vorderen Schädelraum erklärt. Lenggenhager [7] vertrat die Auffassung, daß eine Sogwirkung die Ursache für die Entstehung von Contrecoup-Verletzungen des Gehirns sei. Später wurde experimentell untermauert, daß tatsächlich Zugkräfte diese Verletzungen beim Beschleunigungstrauma verursachen [8].

Dieser Theorie sind auch unsere Beobachtungen zuzuordnen. Zugkräfte könnten auch auf dem Weg über die Fissura orbitalis cerebralis oder über die Lamina cribriformis wirksam werden. Darüber hinaus erscheint es möglich, daß der Contrecoup-Mechanismus an den Orbitawänden durch eine Coupwirkung der Augenbulbi unter-

Tabelle 1 Darstellung der „neuen“ Schädelbefunde bei Sektionsfällen (n = 44) mit stumpfem Schädel-Hirntrauma (Aufschlag des bewegten Schädels mit dem hinteren Kopfbereich)

Lokalisation der Fraktur	Fälle n	davon Fälle ohne Hirn-Contrecoup	davon Fälle ohne Schädel-Berstungsfraktur
Orbita (mediale/basale Wand)	18	1	1
Felsenbeinpyramide (Tegmen tympani, Tegmen antri mastoidei)	2	2	1
Kombiniert in Orbita und Felsenbeinpyramide	16	2	1
negative Fälle (kein Befund in Orbita oder Felsenbeinpyramide)	8	5	2
gesamt	44	10	5

stützt wird. Die Bulbi könnten vergleichbar der blowout-fracture (in unserem Falle jedoch als Beschleunigungstrauma) einen Druck auf die Orbitawände ausüben Auch für die mittlere Schädelgrube können Zugkräfte unterstellt werden, da beim Gegenstoßmechanismus Kontusionsherde häufig auch an Temporalhirn lokalisiert sind. Die Tatsache, daß in einzelnen Fällen die Befunde an Orbita oder Pyramide nicht mit makroskopischen Contrecoup-Verletzungen des Gehirns kombiniert waren, sollte unsere Hypothese von einer Zuordnung der Knochenbefunde zum Contrecoup-Mechanismus nicht erschüttern. Vielmehr könnte sich hierdurch die Möglichkeit eröffnen, das „Orbitazeichen“ oder das „Felsenbeinzeichen“ bei makroskopisch nicht nachweisbarer Contrecoup-Verletzung des Gehirns (oder bei nicht mehr nachweisbarer Hirnkontusion – Fäulnis!) diagnostisch als Äquivalent zu nutzen.

In einer experimentellen Studie mit sicherer Kenntnis des Sturzherganges und der Aufschlagstelle konnten zusammen mit Lignitz und Patzelt [4] gleichartige Befunde an Orbita und Felsenbeinpyramide erzeugt werden. Bei 20 Fällen von postmortalem Sturz war 6 mal das Orbitazeichen und 5 mal das Felsenbeinzeichen zu erzeugen, wobei dieselben Prädilektionsorte betroffen waren. Beachtlich waren bei den postmortalen Verletzungen nach mehrtägiger Liegezeit erzeugte Unterblutungen in der Orbita, in der Pyramide, in Kopfschwartenplatzwunden sowie Blutaustritt aus dem Ohr in einzelnen Fällen. Sie werden bei der forensischen Bewertung der Vitalität von Verletzungsmustern Berücksichtigung finden müssen. Weiterhin weisen die postmortalen Experimente daraufhin, daß für die Entstehung der Verletzungen von Orbita und Pyramide das grobe physikalische System von Schädelknochen und Gehirn die entscheidende Rolle spielt, während die vitale Gewebskonsistenz von Kopfhaut,

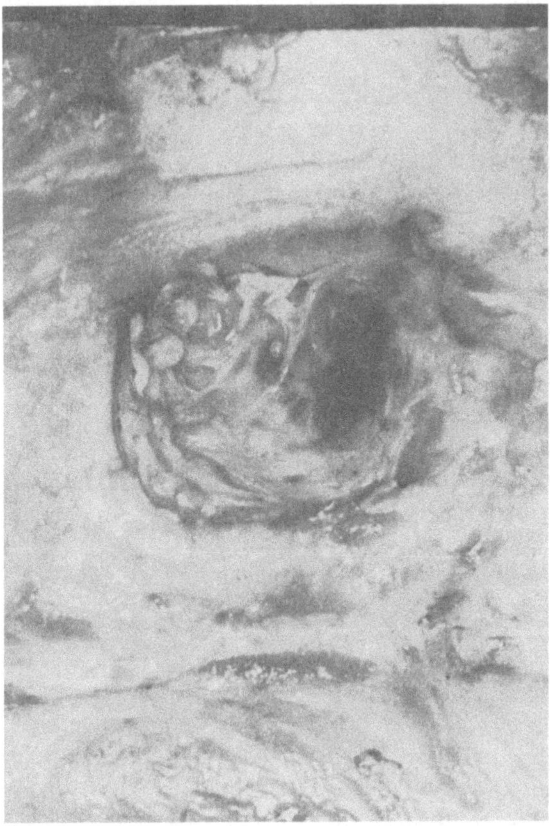

Abb. 1 Blick in die linke Orbita. Die mediale (nasale) Wand zeigt eine deutliche, hämorrhagische Fraktur der Lamina orbitalis (papyracea) ossis ethmoidis

Gehirn, Augenbulbi wie auch vitale Druck- und Verteilungsverhältnisse von Blut und Liquor offenbar von geringerer Bedeutung sind. Contrecoup-Verletzungen der knöchernen Orbita sollten auch unter klinischer Sicht beachtet werden: 1. bewirken sie nach eigener Beobachtung unter Umständen Monokel- oder Brillenhämatome ohne entsprechenden Schädelbasisbruch, 2. sind ophthalmologische Symptome vergleichbar der blow-out-fracture zu erwarten, 3. besteht bei der Nachbarschaft von Nasennebenhöhlen und Gehirn die Gefahr von Spätkomplikationen. Allerdings wissen wir nicht, ob Schädel-Hirntraumen von einem Schweregrad, wie er ausreichend ist zur Erzeugung unserer Zeichen, mit einem Überleben vereinbar sind. Aus gerichtsmedizinischer Sicht erscheinen die vorgestellten Verletzungen geeignet, als weiteres Contrecoup-Zeichen zu dienen und sollten demzufolge bei der Untersuchung von Verletzungsvorgängen Beachtung finden.

Literatur

[1] Geserick, G., Prokop, O., Kruse, Ch.: Kriminalistik u. forens. Wissenschaften **39** (1980) S. 53.

[2] Geserick, G., Prokop, O.: Jap. J. Legal Med. **34** (1980) S. 569.

[3] Geserick, G., Prokop, O.: Remarkable „new" signs in heavy injuries of the head. 65. Jahreskongreß Gas. f. Gerichtliche Medizin Japans, Kobe, Mai 1981.

[4] Geserick, G., Lignitz, E., Patzelt, D.: Untersuchungen zu neuen Schädelbefunden beim Contrecoup-Mechanismus – eine experimentelle Studie. Jap. J. Legal Med. **35** (1981) S. 247.

[5] Duke-Elder, S., MacFaul, P. A.: Injuries. In: System of Ophthalmology (Duke-Elder, S.), Vol. XIV, Henry Kimpton, London 1972.

[6] Birch-Hirschfeld, A.: Die Erkrankungen der Orbita. In: Kurzes Handbuch der Ophthalmologie (Schieck, F. und A. Brückner), Band III, J. Springer Berlin 1930.

[7] Lenggenhager, K.: Schweiz. med. Wschr. **68** (1938) S. 1123.

[8] Sellier, K., Müller, R.: Klin. Wschr. **38** (1960) S. 233.

[9] Prokop, O., Göhler, W.: Forensische Medizin. VEB Verlag Volk und Gesundheit, Berlin 1975.

Georg Radam

Nachweis von zwei neuen Allelen im Polymorphismus der sauren Erythrozytenphosphatase des Menschen

Der genetische Polymorphismus der sauren Erythrozytenphosphatase wurde von Hopkinson u. a. [1] beschrieben. Bisher waren sechs aktive Allele und ein sog. „stummes Gen" bekannt (P^a, P^b, P^c, P^d, P^e. P^r, P^o), die autosomal und kombinand vererbt werden. Wie in anderen Polymorphismen kann das „stumme Gen" entgegengesetzte Reinerbigkeit vortäuschen; ob dieses als P^o bezeichnete Merkmal lediglich die Synthese einer katalytisch unwirksamen Proteinstruktur steuert oder ob überhaupt jede Eiweißsynthese unterbleibt, ist noch nicht bekannt.

Wir fanden mit H. Strauch, W. Martin und B. Degen [2] bei einem Mutter-Kind-Paar eine neue seltene elektrophoretische Variante der Erythrozytenphosphatase. Sie ist durch eine auffallend hohe Wanderungsgeschwindigkeit im Stärkegel charakterisiert. Das von uns postulierte Gen nannten wir P^f. Es gelang uns weiterhin der Nachweis von zwei neuen, ebenfalls seltenen Enzymphänotypen, denen die Wirkung eines Allels P^g zugrunde liegt. Das Genprodukt P^g entdeckten wir in einer Familie aus Thüringen, es zeichnet sich durch eine sehr langsame elektrophoretische Mobilität aus, ist jedoch von den Genprodukten P^c und P^d eindeutig verschieden.

Die von den Mitgliedern der erwähnten Familie gefertigten Banding-Karyogramme sind normal.

Weitere Einzelheiten bei Radam u. a. [2].

Literatur

[1] Hopkinson, D. A., Spencer, N., und Harris, H.: Red cell acid phosphatase variants: A new human polymorphism. Nature (Lond.) **199** (1963) 969.

[2] Radam, G., Strauch, H., Martin, W., Degen, B.: Drei seltene Phänotypen der sauren Erythrozytenphosphatase: Hinweis auf die Existenz von zwei neuen Allelen (P^f, P^g). Ärztl. Lab. **28** (1982) 88.

Georg Radam

Populationsgenetische Studie zum Polymorphismus der Phosphoglycolat-Phosphatase humaner Erythrozyten

Die Entdeckung des genetischen Polymorphismus der Phosphoglycolat-Phosphatase (PGP) beim Menschen gelang im Jahre 1978 den englischen Autoren Barker und Hopkinson. Vorerst sind drei autosomale Allele mit kombinantem Erbgang bekannt: PGP^1, PGP^2, PGP^3. Die Genprodukte unterscheiden sich in ihrer elektrophoretischen Mobilität und lassen sich mittels Stärkegelelektrophorese differenzieren.

Gemeinsam mit H. Strauch untersuchten wir eine aus 429 nicht miteinander verwandten weiblichen und männlichen Probanden bestehende Stichprobe aus Berlin und Umgebung. Als Untersuchungsmaterial dienten aus gewaschenen Erythrozyten durch Einfrieren hergestellte Hämolysate. Die stärkegelelektrophoretische Auftrennung erfolgte horizontal in einem von uns beschriebenen Gerät 15 Stunden bei 5 °C, 100 V Klemmspannung und 40 mA. Weitere methodische Details entsprachen den Angaben von Barker und Hopkinson (0,1 m TEMM-Puffer pH 7,2; 2-Phosphoglycolsäure · $DCHA_3$-Salz als Substrat).

Die Genfrequenzen zu unserer Stichprobe wurden nach der gebräuchlichen Genzählmethode auf der Grundlage der Binomialverteilung ermittelt. PGP^1: 0,859; PGP^2: 0,106; PGP^3: 0,035. Die Daten fügen sich in die von anderen Autoren an verschiedenen europäischen Populationen ermittelten Zahlen.

Weitere Einzelheiten s. Radam und Strauch [2].

Literatur

[1] Barker, R. F., Hopkinson, D. A.: Genetic polymorphism of human phosphoglycolate phosphatase (PGP). Ann. Hum. Genet. (Lond.) **42** (1978) 143.

[2] Radam, G., Strauch, H.: Zur Populationsgenetik der Phosphoglycolat Phosphatase (E. C. 3.1.3.18). Dt. Gesundh.-wesen **37** (1982) 525.

Georg Radam

Einige Bemerkungen zum Schätzen von Genfrequenzen an untersuchten Stichproben

Hardy und Weinberg entdeckten im Jahre 1908 unabhängig voneinander das nach ihnen benannte populationsgenetische Gesetz, wonach Erbmerkmale in einer Population einer bekannten diskreten Verteilung, der Binomialverteilung, folgen. Mathematisch gesehen gleicht die Weitergabe elterlicher Gene an das Kind dem Ziehen verschiedenfarbiger Kugeln in dem aus der Mathematik her geläufigen Urnenmodell, wobei das Zurücklegen der Kugeln nach dem zufälligen Ziehen dem Verbleib der Gene in der betreffenden Population entspricht.

Die von Hardy und Weinberg angenommene ideale Population müßte sich durch uneingeschränkte Zufälligkeit in bezug auf die Partnerwahl auszeichnen, frei sein von genetischen Zufallsdriften und Genmigration sowie von Mutationen. Da es eine ideale Population im Sinne der genannten Autoren nicht gibt, sind die tatsächlichen Gegebenheiten mit unbekannten Fehlern behaftet. Ein augenfälliges Beispiel für die Abweichung zwischen mathematischer Erwartung und Realität gibt die Verteilung der beiden Geschlechter, ungeachtet der in Frage kommenden Ursachen für diesen Sachverhalt. Da die Verteilung der Geschlechter in unserer Population das einzige diskrete Erbmerkmal darstellt, wonach die Grundgesamtheit lückenlos erfaßt ist, scheidet in diesem Ausnahmefall ein Stichprobenfehler aus.

Erbmerkmale des Menschen, z.B. Blut-, Serum- und Enzymgruppen, werden hingegen an Stichproben untersucht, die stets mathematische Fehler in die Berechnungen bringen. Im Gegensatz zu den oben erwähnten Fehlerquellen lassen sich solche Stichprobenfehler minimieren. Bernstein versuchte schon 1925, an untersuchten Stichproben ABO-Blutgruppenfrequenzen zu schätzen und führte, da das Zugrundelegen der Binomialverteilung aus verständlichen Gründen zu Abweichungen beitrug, einen Korrekturfaktor ein, der den Fehler durch Aufteilen des beanstandeten Defizits auf die drei geschätzten Genhäufigkeiten verringern sollte. Wiener, der 1929 ebenfalls Schätzformeln für Blutgruppen-Genfrequenzen angab, berichtete von ähnlichen Schwierigkeiten, woraufhin Dobson und Ikin im Jahre 1946 einen Korrekturfaktor vorschlugen, der noch augenfälliger zeigt, daß es lediglich darum ging, den „Schönheitsfehler" zu eliminieren, der darin bestand, daß $p + q + r \neq 1$ war. Obwohl Prokop und Helmbold [1] schon 1958 auf die Notwendigkeit aufmerksam machten, sich bei Genfrequenzschätzungen einer erwartungstreuen Schätzfunktion zu bedienen und eine Aussage über die stichprobenbedingte Fehlerbreite zu machen, ehe man

Vergleiche zwischen „Gefunden" und „Erwartet" oder mit anderen Stichproben vornimmt, sehen die meisten Autoren noch heute von der Anwendung relativ einfacher Rechenmethoden ab.

Ermittelt man an einer Stichprobe aus den beobachteten Phänotypenfrequenzen mit Hilfe der Genzählmethode die Genfrequenzen und nennt das so erhaltene Resultat – wie allgemein üblich – „Gefunden", um dann durch Ausmultiplizieren $(p + q + \ldots n)^2$ den Erwartungswert zu bekommen, so stellt man nicht selten eine erstaunlich gute Übereinstimmung zwischen beiden Zahlen fest, erkennbar an einem auch an kleinen Stichproben fast verdächtig kleinen Chi-Quadrat, und dies, obwohl die Genzählmethode einen nicht optimierten Wert, d.h. ein Ergebnis in erster Näherung, liefert.

So kann man sich des Eindrucks nicht erwehren, daß man den bei der geschilderten Rechenweise unminimierten Stichprobenfehler in die Erwartungswerte mit hineinmultipliziert und so die gefundenen Zahlen mehr oder weniger mit sich selbst vergleicht also zu geringeren Abweichungen als tatsächlich vorhanden gelangt.

Allgemein gilt, daß man zur wirksamsten Schätzung unbekannter Parameter an Stichproben mit Hilfe der Maximum-Likelihood-Methode kommt, was bedeutet, daß sich mit dieser Methode der Stichprobenfehler minimieren läßt. Der Rechenaufwand ist jedoch so erheblich, daß man ohne Unterstützung durch einen Mathematiker schwerlich auskommt. Auf der gemeinsamen Suche mit P. KLEINMANN, Sektion Mathematik der Humboldt-Universität zu Berlin, nach einem für den Genetiker einfacheren Lösungsweg zur Errechnung der wirksamsten Schätzung von Genfrequenzen bei kombinantem Erbgang (Zweigenmodell) fand KLEINMANN einen Ansatz der zu folgender Formel führte:

$$p_0 = \frac{1}{2} + \frac{1}{2} \cdot \sqrt[3]{\frac{x-z}{3} + \frac{1}{3} \cdot \sqrt{\frac{3 \cdot (x-z)^2 + \left(2y - \frac{1}{3}\right)^3}{3}}}$$

$$+ \frac{1}{2} \cdot \sqrt[3]{\frac{x-z}{3} - \frac{1}{3} \cdot \sqrt{\frac{3 \cdot (x-z)^2 + \left(2y - \frac{1}{3}\right)^3}{3}}}$$

wobei $\varkappa$; y; z die relativen Phänotypenhäufigkeiten bei $x + y + z = 1$ sind. Die Gleichung ist reell, wenn $y > \frac{1}{6}$, was für die meisten Polymorphismen zutrifft. Die Rechenarbeit läßt sich mit einem Taschenrechner in wenigen Minuten bewältigen.

In Tab. 1 haben wir am Beispiel einer im PGM_1-Polymorphismus untersuchten Stichprobe den gefundenen Zahlen verschiedene Erwartungswerte gegenübergestellt, die auf den angegebenen Wegen errechnet wurden. Da die Anzahl der (beiden möglichen) Homozygoten gemäß der Binomialverteilung p^2 bzw. q^2 entspricht, besteht eine Möglichkeit der Schätzung der Genfrequenzen im Radizieren. Beim anschließenden Ausmultiplizieren erhält man für die Homozygoten unter „Gefunden" und „Erwartet" übereinstimmende Zahlen, während sich bei den 2-1-Typen eine erhebliche Differenz zeigt, an der man die Abweichung der Stichprobe vom Hardy-Weinberg-Gesetz leicht erkennt.

Nach verschiedenen Methoden errechnete Erwartungswerte für Phänotypen-Frequenzen und Genfrequenzen, dargestellt am Beispiel einer im Phosphoglucomutase-System (PGM_1) untersuchten Berliner Stichprobe. In der rechten Spalte die Zahlen der wirksamsten Schätzung (p_0-Rechnung nach KLEINMANN zur Minimierung des Stichprobenfehlers).

Unter „Erwartung" kommt p mit 0,7700 dem p_0-Wert am nächsten, das X^2 ist mit 1,58 wegen des q-Defizits am größten; die mittlere Spalte weicht mit p=0,7710 von p_0 am stärksten ab, trotzdem erweckt X^2=0,54 den Eindruck der besten Anpassung der beobachteten Zahlen an die Erwartungswerte

Tabelle 1

Gefunden		„Erwartet"		
Phänotyp		$p = \sqrt{x}; q = \sqrt{z}$	$p = x + \frac{y}{2}; q = z + \frac{y}{2}$	p_0-Rechnung
1	4275	4275,0	4286,0	4271,6
2−1	2568	2505,1	2545,8	2556,0
2	367	367,0	378,0	382,3
Summe	7210	7147,1	7209,8	7209,9
X^2		0,54	0,54	0,67
Geschätzte Genfrequenzen		p = 0,7700 q = 0,2256	p = 0,7710 q = 0,2289	p = 0,7697 q = 0,2303

$\overline{PGM_1 1} = p^2 = x$

$\overline{PGM_1 2-1} = 2pq = y$

$\overline{PGM_1 2} = q^2 = z$

$x + y + z = 1$

Die Genzählmethode $\left(p = x + \frac{y}{2}\right)$ bezieht die Heterozygoten in die Schätzung ein, das Multiplizieren der in erster Näherung erhaltenen Werte ergibt ein ausgeglichenes Bild mit dem kleinsten Chi-Quadrat von 0,54, jedoch nicht die wirksamste Schätzung.

Das Ergebnis der p_0-Rechnung nach KLEINMANN mit minimiertem Stichprobenfehler führt zu einem Chi-Quadrat von 0,67, d.h. zu einer geringfügig schlechteren

Anpassung der beobachteten an die erwarteten Zahlen, dafür zu einer zuverlässigeren Aussage mit entsprechend korrigierten Genfrequenzen. Vergleichbare Resultate sind mit anderen Beobachtungswerten zu erzielen.

Eine ausführliche Darstellung zu diesem Thema ist an anderer Stelle vorgesehen.

Literatur

[1] HELMBOLD, W., PROKOP, O.: Die Bestimmung der ABO-Genfrequenzen mittels der Maximum-Likelihood-Methode und anderer Verfahren an Hand forensischer Blutgruppenbestimmungen in Berlin. Blut 4 (1958).

Georg Radam

Beitrag zur Technik der Kurzzeitfotografie

Bei der Kurzzeitfotografie geht es darum, sehr rasch ablaufende Vorgänge z.B. zu Beweiszwecken, bei Materialuntersuchungen oder in der Lehre zur Veranschaulichung im Bild festzuhalten. Gemeinsam mit Hinz, Sektion Kriminalistik der Humboldt-Universität, wurde geprüft, ob man sog. Computerblitzgeräte für kurzzeitfotografische Zwecke einsetzen kann. Diese auch für Amateurzwecke erhältlichen handlichen Geräte regeln die benötigte Lichtmenge über die Brenndauer der Xenonentladungsröhre, etwa zwischen 1/500 s und 1/50000 s. Die kürzeste Leuchtdauer wird naturgemäß erreicht, wenn helle Motive im Nahbereich fotografiert werden, dann also, wenn zur richtigen Belichtung des Films am wenigsten Licht benötigt wird.

Es ließ sich zeigen, daß man Computerblitze mittels optischer Shunts (Lichtleitkabelschleife) auf die kürzeste Leuchtdauer herunterregeln kann, um unabhängig vom Abstand Objekt-Blitzgerät zu kurzen Belichtungszeiten zu kommen. Die erzielbare Belichtungszeit von etwa 1/50000 s reicht für viele Zwecke völlig aus. Unter Zuhilfenahme einer digitalen Steuerelektronik und beispielsweise einer IR-Lichtschranke lassen sich in definierten Zeitabständen mehrere Computerblitzgeräte zünden, so daß sich rasche Bewegungsabläufe vor dunklem Hintergrund in verschiedenen Phasen fotografieren lassen.

Eigene Versuche ergaben, daß sich aus einem Luftgewehr verschossene Projektile (v_0 120 m/s) in genau festgelegten Positionen zum beschossenen Objekt ein- oder mehrmals in einem Bild festhalten lassen, etwa kurz vor bzw. nach dem Durchschlagen von Papier oder während des Durchfliegens einer beschossenen Glaskugel. So können beispielsweise wellenförmige Bewegungen oder die Rejektion sichtbar gemacht werden.

Dieter Patzelt

Neue Ergebnisse bei der Untersuchung von Serumgruppen mittels isoelektrischer Fokussierung

Mit Einführung der Stärkegel-Elektrophorese und Darstellung des genetischen Haptoglobin-Polymorphismus im Jahre 1955 begründete SMITHIES [7] einen neuen Forschungszweig: Die Serumgruppenkunde. Mit Hilfe elektrophoretischer Trennmethoden wurden dann in rascher Folge der Polymorphismus des Transferrin (Tf), des Alpha$_1$-Antitrypsin (Pi), der gruppenspezifischen Komponente (Gc) und viele andere gefunden.

Trotz der Entdeckung von Sondertypen konnte auch eine verbesserte Trenntechnik in den bekannten Systemen keine wesentliche Erweiterung mehr bringen, sie schienen ausgeschöpft zu sein. Das änderte sich mit der Einführung der isoelektrischen Fokussierung in die forensische Serologie. Das Prinzip dieser hochauflösenden Trenntechnik ist einfach: Ampholyte (somit auch Proteine) wandern unter dem Einfluß eines elektrischen Feldes in einem pH-Gradienten bis zum Ort ihres isoelektrischen Punktes und bleiben dort liegen. Nach Fixierung und Färbung werden charakteristische Trennmuster sichtbar. Der pH-Gradient wird in einer stabilisierenden Matrix – meist Polyacrylamid-Gel – durch Verwendung von Ampholytgemischen (niedermolekulare aliphatische Polyamino-polycarbonsäuren) durch ein elektrisches Feld erzeugt. Die Probenapplikation ist unproblematisch: Entweder man löst die Probe im noch unpolymerisierten Gel oder legt sie in Filterpapierstreifchen aufgesogen auf die Geloberfläche, wobei der Ort des Probenauftrages von untergeordneter Bedeutung ist. In jedem Falle werden die Proteine an der Stelle ihres isoelektrischen Punktes „fokussiert“.

Mit Hilfe dieser Technik gelang es, durch Aufspaltung der bekannten Haupttypenallele in sog. Subtypenallele das formalgenetische Modell einiger Systeme beträchtlich zu erweitern. So wurde z.B. aus dem Modell: 2 Allele Gc^1 und Gc^2 an einem autosomalen Locus bei Anwendung der Immun- oder Agarosegel-Elektrophorese mit den Phänotypen Gc 1–1, 2–1, 2–2 das erweiterte Modell: 3 Allele Gc^{1F}, Gc^{1S} und Gc^2 an einem autosomalen Locus nach Anwendung der isoelektrischen Fokussierung mit den Phänotypen Gc 1F, 1S, 1F–1S, 2–1F, 2–1S und 2. Diese Erweiterung gilt für die Systeme Pi und Tf gleichermaßen. Dieses Beispiel macht die Abhängigkeit unserer formalgenetischen Interpretation von den uns zur Verfügung stehenden Methoden zur Merkmalserfassung deutlich.

Die von Kühnl und Spielmann 1978 und 1979 (4,5) entdeckten Subtypen im Transferrinsystem nach Anwendung der isoelektrischen Fokussierung in Polyacrylamid-Gel brachten eine deutliche Zunahme der Vaterschaftsausschlußchance im Paternitätsgutachten. In mehreren Labors wird dieses System deshalb zur Abstammungsbegutachtung herangezogen. Dabei nehmen zahlreiche Untersucher Abstand von der Differenzierung in 3 Subtypenallele (Tf^{C1}, Tf^{C2} und Tf^{C3}), da eine zuverlässige 1 – 3-Spaltung nur bei höchster Trennschärfe gelingt (die pH-Differenz des isoelektrischen Punktes der Allelprodukte C1 und C3 beträgt weniger als zwei Hundertstel). Wir haben durch eine Modifizierung des pH-Gradienten, der Gelvernetzung und der Trenndauer ein leistungsfähiges Verfahren zur Tf-Subtypisierung erarbeitet. Diese Trenntechnik ermöglicht eine sichere und stets reproduzierbare 1 – 3-Differenzierung und ist gut geeignet, seltene Muster aufzufinden (Abb. 1). Die Vaterschaftsausschlußchance beträgt jetzt bei alleiniger Anwendung des Tf-Systems nahezu 20 % gegenüber 1 % bei Auftrennung in der Stärkegel-Elektrophorese.

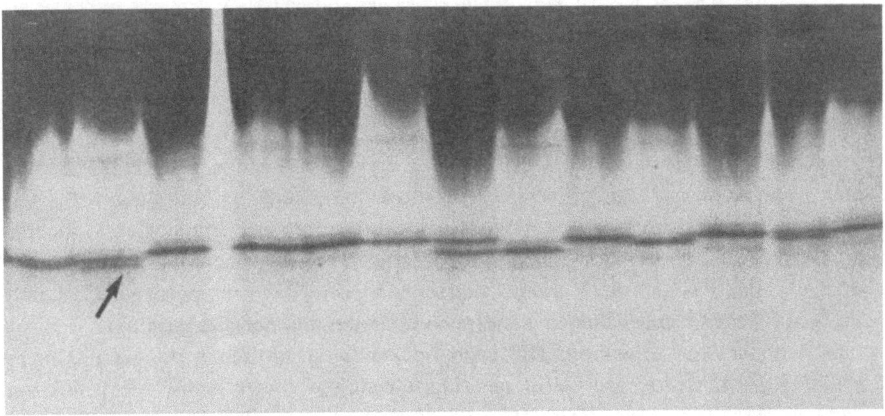

Abb. 1 Darstellung der Transferrin-Subtypen nach isoelektrischer Fokussierung. Der Pfeil weist auf die Tf-Ebene. Die Typen sind: TfC 1 – 3, 3 – 2, 1, 1, 1, 1, 1 – 2, 2, 1, 3, 1, 1 – 3, 1. Die Anode befindet sich oben

Die hohe Trennschärfe unseres Verfahrens ermöglichte uns kürzlich die Aufdeckung eines wahrscheinlich neuen, bisher unbekannten Subtypenallels, dessen Genprodukt leicht anodisch von C1 liegt und damit dem bisher nur bei Amazonasindianern beschriebenen C4 [1] ähnelt (Abb. 2). Die zur Anerkennung eines neuen Allels notwendige Sippenuntersuchung steht noch aus.

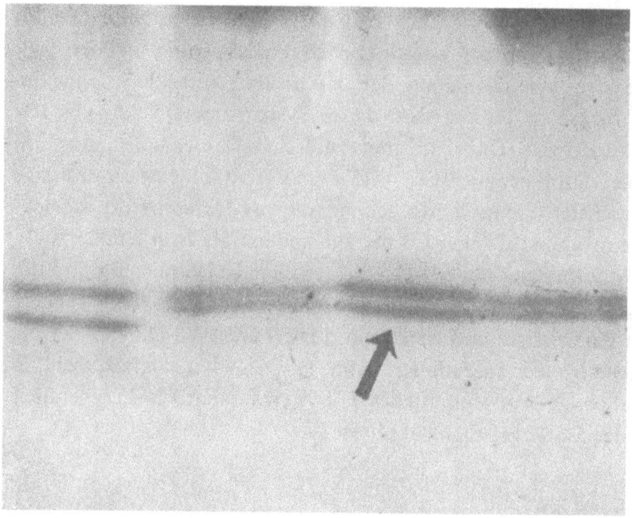

Abb. 2 Darstellung eines Tf-Sondertyps (Pfeil). Die benachbarten Seren weisen das Merkmal Tf C1 – 3 auf. Der Sondertyp fällt durch einen gegenüber C1 – 3 deutlich verbreiterten Zwischenraum auf.

Auch im Gc-System (das Gc-Protein ist Carrier für Vitamin D) gelang kürzlich eine, wenn auch ganz anders geartete Entdeckung. Dieses System stellt sich nach Anwendung der isoelektrischen Fokussierung gegenüber der Immunelektrophorese auch erweitert dar. CONSTANS und VIAU zeigten 1977 [2] eine Mikroheterogenität am Gc^1-Allel, das sich nach ihren Untersuchungen in die Subtypenallele Gc^{1F} und Gc^{1S} aufgliedern läßt. Zur einwandfreien Darstellung der Genprodukte bedient man sich der Immunfixation. Die dazu notwendigen Antiseren, die bei uns nicht erhältlich sind, stellten wir selbst her. Die Grundlage dieser Antiserumproduktion war eine Arbeit von WEITKAMP 1978 [8], der das Gc von Pferden mittels Immunfixation mit Anti-Human-Gc darstellte und damit auf eine Verwandtschaft des Gc von Mensch und Pferd hinwies. Wir benutzten dieses Prinzip zur Erzeugung eines monospezifischen Anti-Human-Gc von der Ziege [6]. Dieses Antiserum erwies sich als vorzüglich für die Immunfixation nach isoelektrischer Fokussierung geeignet (Abb. 3).

Bei der Untersuchung von Pferden konnten wir zusammen mit B. KAISER [3] die Ergebnisse von WEITKAMP bestätigen, fanden jedoch ein unvermutetes Ergebnis nach Anwendung der isoelektrischen Fokussierung. Einige der Proben zeigen ein „split" der kathodennahen S-Bande, die in ihrer Position etwa der 2er Bande des menschlichen Gc entspricht (Abb. 4). Dieser Befund überrascht, da beim humanen Gc die anodennahe Bande eine Untergliederbarkeit aufweist. Bei der Auswertung

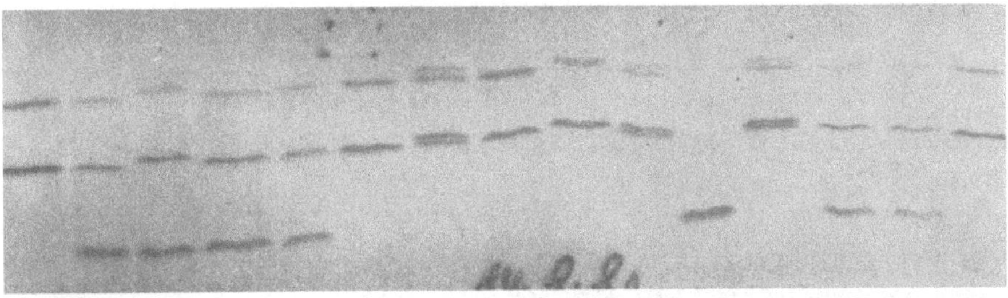

Abb. 3 Darstellung der Gc-Subtypen des Menschen nach isoelektrischer Fokussierung. Das Produkt des Gc^1-Gens liegt in zwei identisch darstellenden Ebenen. Die Typen sind: Gc 1S, 2–1S, 2–1F, 2–1S, 2–1S, 1S, 1F–1S, 1S, 1F, 1F–1S, 2, 1F–1S, 2–1S, 2–1S, 1S

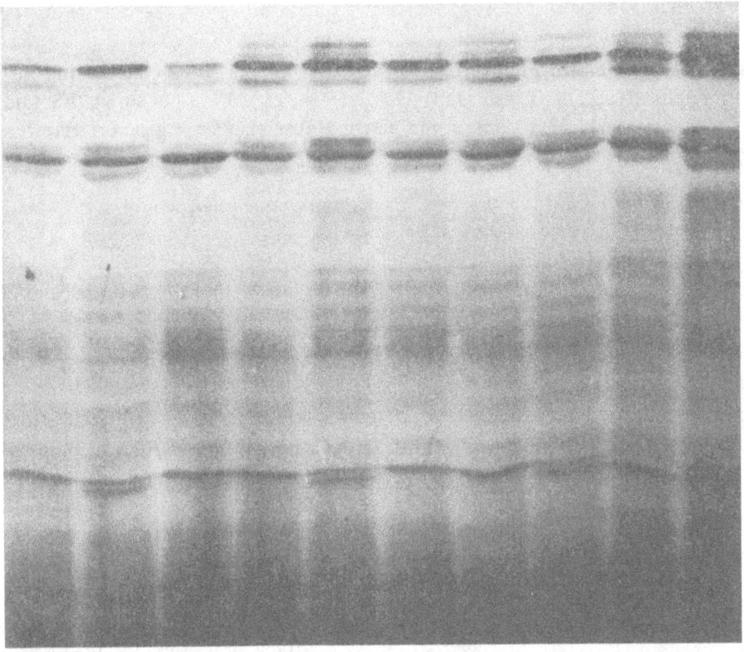

Abb. 4 Darstellung des Gc von Eseln in der isoelektrischen Fokussierung. Der Pfeil weist auf die Gc S-Ebene

der Ergebnisse konnte festgestellt werden, daß diese Subtypisierbarkeit spezifisch die Untergattung Esel (Hausesel) anzeigt, die in der Agarosegel-Elektrophorese sämtlich wie S reagieren (Abb. 5).

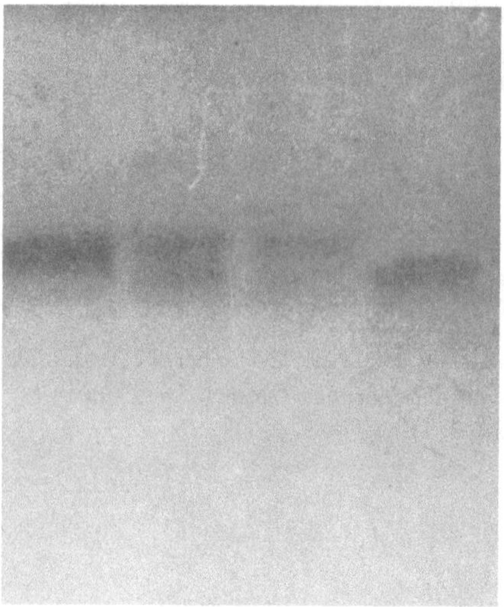

Abb. 5 Darstellung des Gc von Pferdeartigen in der Agarosegel-Elektrophorese mit anschließender Immunfixation. Die Typen sind: Gc F (F = fast), FS (S = slow), FS und S. Das Serum mit dem Merkmal S stammt von einem Hausesel. Pferde gehören überwiegend dem Typ Gc F an

Familienuntersuchungen zu diesem Phänomen sind gegenwärtig in Arbeit, insbesondere werden interessante Aufschlüsse aus der Untersuchung von Pferd-Esel-Kreuzungen erwartet.

Die vorgestellten Beispiele geben nur einen kleinen Ausschnitt der Möglichkeiten wieder, die aus der Anwendung der isoelektrischen Fokussierung resultieren. Ihre bestechende Trennschärfe läßt in der Zukunft sicher noch weitere Überraschungen erwarten.

Literatur

[1] CONSTANS, J., KÜHNL, P., VIAU, M., SPIELMANN, W.: A new procedure for the determination of Transferrin^C (Tf^C) subtypes by isoelectric focusing. Existence of two additional alleles Tf^{C4} and Tf^{C5}. Hum. Genet. 55, 111 (1980).

[2] CONSTANS, J., VIAU, M.: Group-specific component: Evidence for two subtypes of the Gc^1-gene, 1977.

[3] KAISER, B., FINGSCHEIDT, E., KEIL, W., SEIDEL, B., GESERICK, G., PROKOP, O.: Gc-Polymorphismus bei Pferden. Monatsh. Vet. Med. **37**, 507 (1982).

[4] KÜHNL, P., SPIELMANN, W.: Transferrin: Evidence for two common subtypes of the Tf^C allele. Hum. Genet. **43**, 91 (1978).

[5] KÜHNL, P., SPIELMANN, W.: A third common allele in the transferrin system, Tf^{C3}, detected by isoelectric focusing. Hum. Genet. **50**, 193 (1979).

[6] PROKOP, O., GESERICK, G., PATZELT, D., MEIER, F.: Zur immunologischen Verwandtschaft des Gc-Proteins von Mensch und Pferd. Wien. klin. Wschr. **92**, 754 (1980).

[7] SMITHIES, O.: Zone electrophoresis in starch gels: Group variations in the serum proteins of normal human adults. Biochem. J. **61**, 629 (1955).

[8] WEITKAMP, L. R.: Equine marker genes. Polymorphism for group-specific component (Gc). Anim. Blood Grps. biochem. Genet. **9**, 123 (1978).

Claus Henßge

Todeszeitbestimmung

Die retrospektive Bestimmung des Todeszeitpunktes an Leichen, die unbekannte Zeit nach Todeseintritt unter verdächtigen Umständen aufgefunden werden, beruht auf der Feststellung von Zustandsveränderungen gegenüber Lebenden. Dem Grad der Veränderung wird eine postmortale Zeitdauer zugeordnet. Sie wird Todeszeit genannt (Abb. 1).

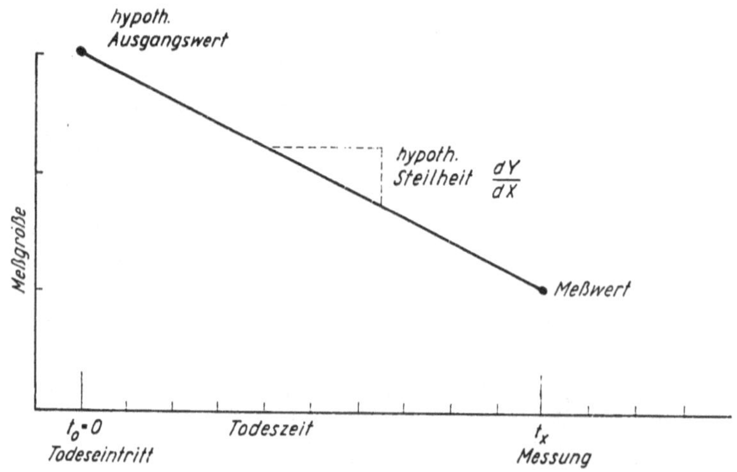

Abb. 1 Grundschema zur Bestimmung der Todeszeit. Einfachheitshalber ist eine lineare Beziehung zwischen Änderung der Größe und Zeit dargestellt. Zunahme oder Abnahme von Größen mit der Zeit kommen beide vor

Dieses Grundprinzip der Todeszeitbestimmung hat als eine Voraussetzung, daß der Ausgangswert der Größe bei Todeseintritt definiert ist. Wie wir wissen, gibt es schon an gesunden Lebenden für irgendeine Größe keinen Normwert, sondern nur Normwertbereiche. Wenn Gesunde von einer äußeren Schädigung tödlich betroffen werden, kann es agonal zu erheblichen Störungen von ehemals geregelten Gleichgewichten kommen und auch Kranke können eines nicht-natürlichen Todes sterben. In beiden Fällen kann der Ausgangswert einer Größe, die als Kriterium der Todeszeit benutzt wird, im Moment des Todeseintritts weit über die Grenzen des Normwertbereichs Gesunder hinaus ausgelenkt sein, ohne daß das an der aufgefundenen Leiche retrospektiv zu erkennen sein muß. Ein im Moment des Todeseintritts möglicherweise erheblich vom hypothetischen Wert abweichender Ausgangswert ist der erste wesentliche Störfaktor, der gegen die Zuverlässigkeit und die Präzision einer Todeszeitbestimmung am Einzelfall gerichtet ist. Das zweite störende Moment ist die Abhängigkeit der Steilheit postmortaler Veränderungen über der Zeit von den sozusagen Reaktionsbedingungen der Leiche, sowohl körperinneren als auch äußeren, retrospektiv erkennbaren oder nicht mehr erkennbaren. Eine wichtige Reaktionsbedingung ist zweifellos die Leichentemperatur, genauer, der Temperatur-Zeit-Verlauf zwischen Todeseintritt und Zeitpunkt der Messung bzw. einer Probenentnahme. Zu gleichem Zeitpunkt nach Todeseintritt findet man an verschiedenen Stellen ein und derselben Leiche unterschiedlich ausgeprägte Veränderungen. Eine Ursache dafür liegt im unterschiedlichen Temperatur-Zeit-Verlauf verschiedener Leichenteile.

Das Ausmaß der postmortalen Veränderung an definierter Leichenstelle zu irgendeinem Zeitpunkt wäre zum Beispiel über die mittlere lokale Leichentemperatur bis zu irgendeinem Zeitpunkt zu normieren, um das Ausmaß der postmortalen Veränderungen an verschiedenen Stellen einer Leiche vergleichbar zu machen.

In Abb. 2 sind die Mitteltemperaturen im Zentrum verschiedener Teile einer Leiche über der Zeit dargestellt. Es ist hervorzuheben, daß die lokalen Unterschiede der Mitteltemperaturen bereits zum Zeitpunkt 10 Stunden post mortem maximal ausgeprägt sind.

Warum beispielsweise die Totenstarre an der Rumpfmuskulatur eher auftritt als an den Fingermuskeln, kann damit zumindest teilweise erklärt werden.

Außerdem: Leichen mit stark unterschiedlichen Körperproportionen in gleicher Umgebung oder Leichen mit gleichen Körperproportionen in stark unterschiedlicher Umgebung weisen zu definierten Zeitpunkten nach Todeseintritt unter Umständen sehr unterschiedlich ausgeprägte Veränderungen auf.

Obwohl das gemeinhin bekannt ist, findet man in der sehr umfangreichen wissenschaftlichen Literatur kaum Untersuchungen, in denen die Zeitzuordnung zu definiertem Ausmaß einer Leichenveränderung unter quantitativer Berücksichtigung von Einflußfaktoren, z.B. der Umgebungstemperatur, systematisch untersucht worden wäre. Deshalb sind wir in der Praxis von Todeszeitschätzungen am Leichenfundort auf grobe Mittelwertbetrachtungen angewiesen: Unter der Annahme eines mittleren (hypothetischen) Ausgangswertes der untersuchten Größe bei Todeseintritt, einer mittleren Steilheit der Veränderungen über der Todeszeit entsprechend mittleren inneren und äußeren Bedingungen, wird am gegenständlichen Einzelfall eine grob orientierte Todeszeitschätzung vorgenommen.

Zuverlässigkeit und Präzision der endgültig abgegebenen Aussage zur Todeszeit werden dann ganz maßgeblich von der persönlichen Erfahrung des Untersuchers geprägt.

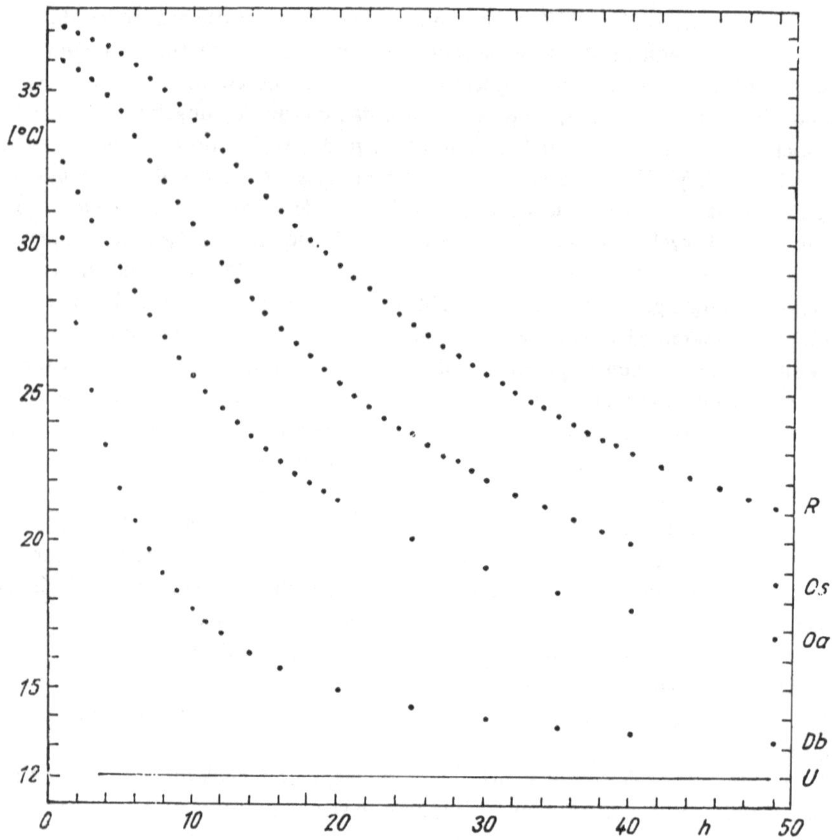

Abb. 2 Lokale mittlere Temperaturen im Zentrum verschiedener Leichenteile einer Leiche von 65 kg Körpermasse in 12°C Umgebungstemperatur

$$\sum_{i=1}^{n} \overline{T}_{t_i}/t_n \text{ mit } \overline{T}_{t_i} = \text{Mitteltemperatur } (\overline{T}) \text{ zur Zeit } t_i$$

R = Rektum; Os = Oberschenkel; Oa = Oberarm; Db = Daumenballen; U = Umgebungstemperatur

Nachfolgend soll in aller Kürze das Ergebnis von Bemühungen vorgestellt werden, die wir unternommen haben, um die persönliche Erfahrung des Untersuchers durch etwas härtere Daten zu unterstützen als sie bisher vorliegen.

Durch zahlreiche experimentelle Leichenabkühlungen unter verschiedenen Bedingungen haben wir versucht, die Leichenabkühlung unter quantitativer Berücksichtigung von Einflußfaktoren für die Todeszeitbestimmung zu normieren.

$$\vartheta_t = \vartheta_d \frac{p}{p - Z} e^{Zt} - \vartheta_d \frac{Z}{p - Z} e^{pt}$$

ϑ Differenztemperatur (Leichenteil-Zentrum-Umgebung)

t Zeit

$d\,t = 0$

$Z; p$ Exponenten

Die Leichenabkühlung im Zentrum des Kopfes oder Rumpfes kann mit diesem Modell prinzipiell richtig mathematisch beschrieben werden [1 ,2]. Die Beschreibung unterscheidet sich von anderen Normierungen der Leichenabkühlung von vornherein dadurch, daß sie die Umgebungstemperatur quantitativ einbezieht.

Für die praktische Anwendung am gegenständlichen Fall ist ganz wesentlich, daß man die einzusetzenden Beträge für die Exponenten bzw. Konstanten Z und p an der aufgefundenen Leiche indirekt ermitteln kann.

Grundlage dafür ist die an unbekleideten Leichen in ruhender Umgebungsluft von uns nachgewiesene straffe Korrelation zwischen Körpermasse in der Potenz $-0{,}625$ und Betrag von Z (Abb. 3).

Die Körpermasse kann angenähert auf den Radius von Zylindern mit unendlicher Länge zurückgeführt werden, wodurch die Verbindung zu den Erkenntnissen der technischen Wärmeübertragung herzustellen ist [3, 4].

Festzustellen bleibt, daß mit der hier dargestellten Normierung des Exponenten Z auch die Körperproportionen der aufgefundenen Leiche quantitativ in die Todeszeitbestimmung einbezogen sind und man auch in dieser Hinsicht nicht mehr auf die manchmal ganz ungerechtfertigte Annahme eines mittleren Wertes angewiesen ist.

Ohne auf die weiteren Einzelheiten einzugehen, wurden folgende konkrete Lösungsvorschriften des Modells aufgestellt:

Für Umgebungstemperaturen $\leq 23{,}2\,°C$:

$$T_t = (37{,}2 - T_U)\,1{,}25\,e^{Zt} - (37{,}2 - T_U)\,0{,}25\,e^{pt} + T_U \qquad \text{(I)}$$

Für Umgebungstemperaturen $\geq 23{,}3\,°C$:

$$T_t = (37{,}2 - T_U)\,1{,}11\,e^{Zt} - (37{,}2 - T_U)\,0{,}11\,e^{pt} + T_U \qquad \text{(II)}$$

mit

$Z = -1{,}28\ \mathrm{kg}^{-0{,}625} + 0{,}028$ für (I) und (II)

$p = 5\,Z$ für (I) bzw. $= 10\,Z$ für (II)

und

T_t = Rektaltemperatur (°C) zur Zeit t (Stunden post mortem)

T_U = Umgebungstemperatur (°C)

kg = Körpermasse (kg)

Die Gleichungen können nicht nach t aufgelöst werden. Daher ist eine Näherungsrechnung notwendig.

Ein nicht zu unterschätzender Gesichtspunkt von Todeszeitbestimmungsmethoden ist ihre Praktikabilität am Leichenfundort bzw. Tatort.

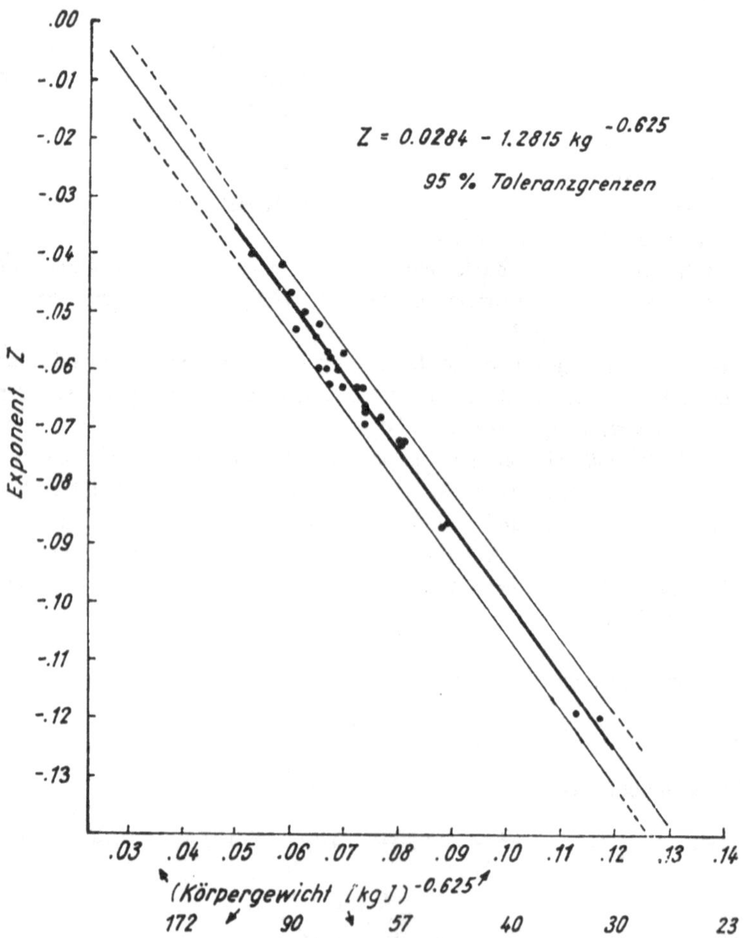

Abb. 3 Abhängigkeit des Exponenten Z von der Körpermasse (kg) in der Potenz −0,625 bei unbekleideten Leichen in ruhender Umgebungsluft. n = 29; Restvarianz = ± 0,0027

Schnelle Information ist für die Aufklärungsarbeit oft von großem Wert.

Herr Professor PROKOP hat mich sicher unter diesen Aspekten gezwungen, die Formeln I und II in die Form von Nomogrammen zu bringen. Das sehr nützliche Ergebnis dieser Anregung ist in Abb. 4 mit einem eingezeichneten Beispiel dargestellt.

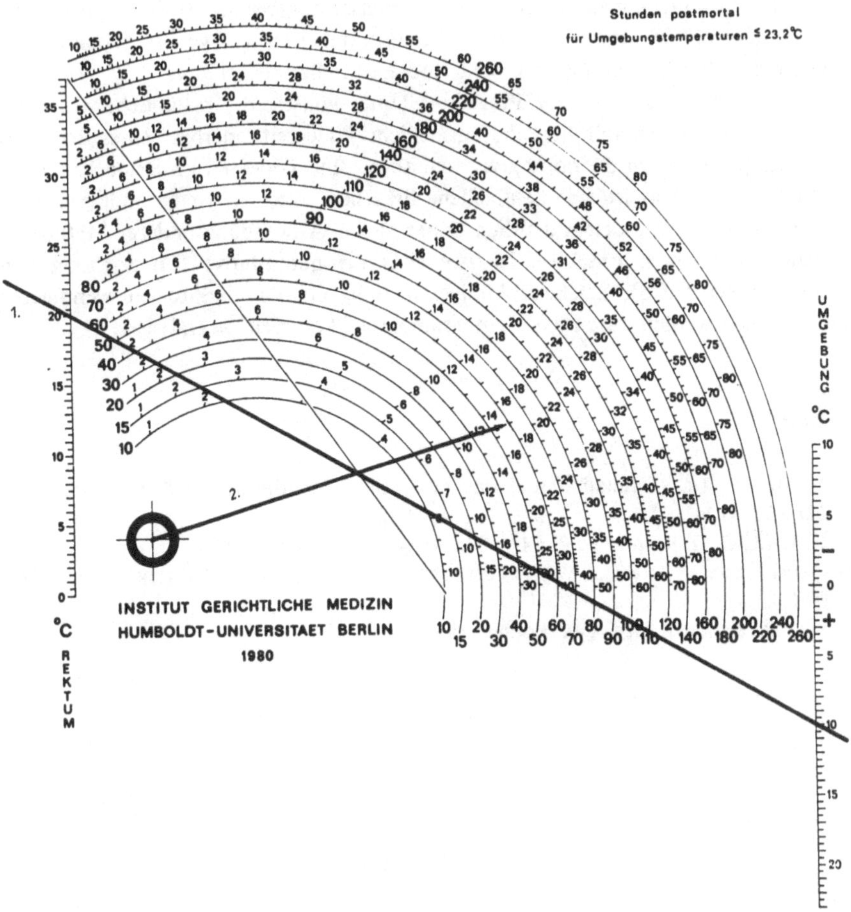

Abb. 4 Temperatur-Todeszeit-Bezugsnomogramm mit eingezeichnetem Anwendungsbeispiel

Am Tatort gemessene Rektaltemperatur (beispielsweise 20 °C), aufzusuchen auf der linken Skala – gemessene Umgebungstemperatur (beispielsweise 10 °C), aufzusuchen auf der rechten Skala. Beide werden durch eine Gerade verbunden. Vom Fadenkreuzpunkt links unten ausgehend wird eine zweite Gerade durch den Schnittpunkt der ersten mit der Diagonalen des Nomogramms gezogen und bis zum Auftreffen auf den Kreisbogen der Körpermasse (beispielsweise 60 kg) verlängert. Dort wird die Todeszeit abgelesen (im Beispiel: 17 Stunden).

Das Nomogramm gilt für unbekleidete Leichen in ruhender Umgebungsluft. Deshalb ist es Bezugsnomogramm genannt.

Bekleidung und Bedeckung, aber auch ständige Luftbewegung in Leichenumgebung können durch Korrekturfaktoren der Körpermasse angemessen berücksichtigt werden. Die Korrekturfaktoren, die wir bisher ermittelt haben, lagen zwischen 0,7 im Falle durchnäßter Bekleidung mit Wind und 2,4 für Bettbedeckung.

Ein abschließendes Wort zur Präzision: Unter günstigen Umständen, was nicht näher erläutert werden soll, liegt die tatsächliche Todeszeit innerhalb eines Bereiches von ± 2,5 Stunden um die nomographisch abgelesene Todeszeit im Sinne von 95%-Toleranzgrenzen. Das ist eine bescheidene Präzision. Aber sie ist besonders jenseits von 10 Stunden post mortem deutlich besser als bei Anwendung anderer Methoden. Ursache der höheren Präzision ist zweifellos die quantitative Einbeziehung von Einflußfaktoren auf die Leichenabkühlgeschwindigkeit. Die dadurch aufwendigeren Berechnungen werden durch die Nomogramme vollkommen neutralisiert.

Literatur

[1] Marshall, Tk.: Estimating the time of death J Forensic Sci 7: 56–81, 189–210, 221–221 (1962).

[2] Henssge, C.: Z Rechtsmed 83: 49–67, 87: 147–178 (1979), (1981).

[3] Gröber, Erk, Grigull: Wärmeübertragung Springer, Berlin Göttingen Heidelberg (1957).

[4] Sellier, K.: Diss. Med. Fak. Bonn (1960).

ISSN 0138-3965

FSC
www.fsc.org
MIX
Papier | Fördert gute Waldnutzung
FSC® C083411

Zeitfracht Medien GmbH
Ferdinand-Jühlke-Straße 7
99095 Erfurt, Deutschland
produktsicherheit@kolibri360.de